Evolution und Erlösung

Hellmuth Kiowsky

Evolution und Erlösung

Das indische Sâmkhya

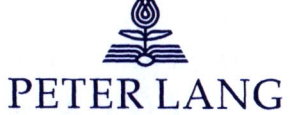

Frankfurt am Main · Berlin · Bern · Bruxelles · New York · Oxford · Wien

Bibliografische Information Der Deutschen Bibliothek
Die Deutsche Bibliothek verzeichnet diese Publikation in der
Deutschen Nationalbibliografie; detaillierte bibliografische
Daten sind im Internet über <http://dnb.ddb.de> abrufbar.

Gedruckt auf alterungsbeständigem,
säurefreiem Papier.

ISBN 3-631-53635-6
© Peter Lang GmbH
Europäischer Verlag der Wissenschaften
Frankfurt am Main 2005
Alle Rechte vorbehalten.

Das Werk einschließlich aller seiner Teile ist urheberrechtlich
geschützt. Jede Verwertung außerhalb der engen Grenzen des
Urheberrechtsgesetzes ist ohne Zustimmung des Verlages
unzulässig und strafbar. Das gilt insbesondere für
Vervielfältigungen, Übersetzungen, Mikroverfilmungen und die
Einspeicherung und Verarbeitung in elektronischen Systemen.

Printed in Germany 1 2 3 4 5   7

www.peterlang.de

sarvamutpâdi bhanguram
Alles, was entsteht, vergeht

Vorwort

Obwohl das philosophische System des Sâmkhya in Indien mehr als tausend Jahre überdauert hat, ist es bei uns kaum bekannt. Vielmehr hat Yoga, die theistische Fortsetzung des Sâmkhya mit seiner Mystik und körperlichen Komponente, diesem den Rang abgelaufen.
Sâmkhya in seiner klassischen Form ist zusehends unabhängig von einem Weltenlenker und dafür auf ein Doppelphänomen der Welterhaltung, auf Materie und reinen Geist fixiert.
Mit ersterer Einstellung hat es die Gemeinsamkeit mit dem Buddhismus und ganz fern mit letzterem den Grundgedanken des Zen.
Wie bei allen indischen philosophischen Systemen hat Sâmkhya die Erlösung des Menschen von seinem irdischen Leidensweg zum Ziel.
Voraussetzung dazu ist die Erkenntnis des Verhältnisses von Materie und Geist (Prakrti und Purusha), die Kenntnis der Naturprinzipien und die Funktion des Geist-Seele-Phänomens im Verbund mit der Materie.
Durch die Einsicht, daß Purusha inaktiver, reiner Geist ist, mit der Materie nur scheinbar verbunden, soll die Anhaftung an materielle Dingen soweit gelockert werden, um Erlösung aus dem Kreislauf der Wiedergeburten zu erlangen. Das Nicht-mehr- Verlangen nach Leben im Nachtod wird durch das Abstandnehmen hier im Leben von Genüssen und materiellen Verführungen eingeleitet. Unterstützt wird das Vorhaben durch die Erkenntnis des wahren Verhältnisses von Prakrti und Purusha.
Der Schwerpunkt der Lehre liegt also im Kognitivem. Die Aufforderung zum moralischen Verhalten hat nur wenig sozialen Charakter, vielmehr geht es dabei um die Befolgung einer dogmatischen Ethik. Wie überhaupt die Begründung der Ethik mit „ahimsâ", Nichtschaden, abgerundet ist und ohne transzendente Instanz eine praktische Komponente erhält, die höchstens dem eigenen Streben dienlich ist.
Sobald aber, wie im späteren Verlauf der Lehre, Erkenntnis durch religiöse Haltung im Glauben an göttliche Gnadenakte abgelöst und Anbetung im Sinne einer Soteriologie empfohlen wird, ist das nicht mehr das klassische Sâmkhya, denn dieses ist atheistisch und dualistisch.
Unsere Darstellung bemüht sich, aus dem weiten Feld der Sâmkhya-Forschung zu fokussieren, was zum erleichterten Verständnis von Samkhya und dessen historischer Bedeutung führt.
Dazu schien eine kritische Beleuchtung unabdingbar zu sein, um mit Fragen, unklare Stellen der Überlieferung hervorzuheben und die Aufmerksamkeit auf unsichere Komplexe zu lenken. Außerdem sollten Parallelen zu ähnlichen Problemen philosophischer Systeme nicht nur jener Zeit, sondern auch in unserem Bereich gezogen werden, um durch Vergleich besseres Verständnis zu erwecken.

Dem Autor dieser Schrift ist klar, daß es sich um ein Außenseiter-Thema handelt, das sowohl der Religionswissenschaft als auch der Philosophie zugehörig ist, aber bisher in ersterer kaum Beachtung gefunden hat. Die neuere Literatur über altindische Gedankenwelt ist außer Buddhismus und Yoga wenig vertreten. Da die Materie schwierig ist, blieb der Zugang zumeist verschlossen. Doch wird es genügend Interessierte geben, besonders junge Indologen, die Wissenswertes auf umgängliche Weise erfahren wollen. Aber auch Theologen werden in der Lektüre Interessantes entdecken.

Hinweis zur Aussprache der Sanskritwörter:
ç = palatales s; wie im Polnischen ś.
t, d, th, th, n = retroflex

Die grammatikalischen Angaben beziehen sich auf A. F. Stenzler, Elementarbuch der Sanskrit-Sprache, Berlin 1960.

Inhaltsverzeichnis

Einleitung 13

I. Beziehungen
1 Upanischaden und das Sâmkhya 15
2 Brahman und Âtman.. 24
3 Çvetâçvatara Upanishad und Sâmkhya 40

II. Fragen nach dem Geheimnis der Welt
1 Systematik des Sâmkhya 42
2 Die Welt-Evolution 50
3 Mûlaprakritih- Urmaterie 59
4 Purusha - Geist oder Seele 65
5 Die Gunas -Konstituenten 77
6 Die Feinstoflichkeit... 81

III. Die Lehren
1 Die Lehre von der Wiedergeburt 84
2 Erlösungslehre 89
3 Weltuntergang (Prakrtilaya).. 100
4 Parallelen..105

Anmerkungen 109
Literaturverzeichnis...112

Einleitung

Das zweieinhalb Jahrtausende alte Sâmkhya aus indischer Vergangenheit ist in unseren Breitengraden nahezu unbekannt mit Ausnahme der verhältnismäßig kleinen Zahl von Indologen.
Um das weite Feld der diesbezüglichen Forschung dem Interessierten näherzubringen, habe ich mich, wegen der Fremdartigkeit der Materie, um Eingrenzung bemüht, ohne ins Popularistische zu verfallen.
Manche indischen Texte sind wegen der Kompliziertheit des Sanskrits nicht eindeutig zu referieren, so daß auch bei Zitaten von Experten Lesarten entstanden, die bei diesen manchmal mehr deskriptiv als wörtlich wiedergegeben sind.
Beim System des Sâmkhya ist das frühe vom späten zu unterscheiden, welches mehr zu theistischen Ansichten neigt, wogegen die Grundform atheistisch ist. Trotz der Leugnung eines Gottes als Verursacher des Seins existieren eine Anzahl von geistigen, fantastisch anmutenden Wesen und Kräften, die in das Weltgeschehen eingreifen. Ihre für uns widersprüchliche Zuständigkeit, die dem einfachen Volk im Verlangen nach Vorstellung und Konkretisierung entgegenkommt, darf uns nicht von der ursprünglichen Konzeption abbringen. Sie ist atheistisch und dualistisch. Die beiden Pole von Materie und Geistigem, pavritti und purusha, haben keinen Schirmherren, sie sind an sich autonom. Die Erlösung von dieser Welt des Leidens gelingt nur aus der Erkenntnis des Verhältnisses der beiden und dem Trachten nach der Trennung von der Materie. Im Kapitel "Erlösungslehre" wird dies genauer ausgeführt.
Ein Kuriosum für abendländisches Verständnis sind die drei Gunas, Faktoren, welche in ihrer Zusammenwirkung die Vielfältigkeit der Welt bewirken. Sie können nur in Anwesenheit Purushas ihre Aktionen betreiben, sind in der Phase des Prakritilaya, der Pause des Weltuntergangs, zwar latent existent, aber nicht aktiv. Purusha ist dann nicht im Avyakta, dem Unentwickelten, involviert. Er ist dann – sozusagen außerhalb der Welt.
Im letzten Kapitel werden einige indische Parallelen zu Sâmkhya vorgestellt, die wie der Buddhismus atheistisches Gepräge haben oder das Gegenteil wie das Nyâya-Vaiçeshika-System. Den theistischen Systemen wird Erklärungsnotstand vorgeworfen, da Gottes Schöpfung nicht den Verheißungen entspricht. Das Leiden und die Übel in der Welt sollen die Ohnmacht eines Theismus bezeugen.
Das Sâmkhya wie der Buddhismus erklären das Leiden nicht wie das Christentum mit der Ursünde, sondern entstanden aus dem Anhängen an die Materie.

I. Beziehungen

1. Die Upanischaden und das Sâmkhya

Im Rahmen dieser Arbeit soll das Thema Upanischaden nur insoweit erwähnt werden, als es eine direkte oder indirekte Beziehung zum Sâmkhya hat. Darüber hinaus läßt sich „Die Zahl der Upanishaden", sagt H. v. Glasenapp, „nicht bestimmen, weil das Schrifttum kein abgeschlossenes Ganzes darstellt." [1]
Die ältesten Upanischaden sind in die Zeit vor Buddha einzureihen, also vor 500 v. Chr. In ihnen vollzieht sich die Lösung und der Übergang von der Opfermystik zu existentiellen Überlegungen.
Sie gehören als Supplement der Veden der Frühzeit des philosophischen Denkens an. In dieser Zeit kreisen die Fragen um einfach Naheliegendes, und die Antworten bewegen sich in einfacher Gedankenführung. Die Sprache greift zu bildlicher Darstellung, um einprägsam zu sein.
Doch der Horizont erweitert sich, und es werden Fragen eröffnet über Dinge, die bisher selbstverständlich waren. Der Bereich des Gewohnten wurde überschritten, und oftmals sind die Antworten ungewöhnlich und absonderlich. Wunderliche Theorien treten uns gegenüber und bieten die größten Schwierigkeiten. Es scheint daher überlegenswert, die Darstellungen dieser Zeitperiode zu übergehen oder zu versuchen, sie unserer Denkweise nahezubringen. Durch ersteres versperrt man sich allerdings den kontinuierlichen Einblick in die Entwicklung des indischen Denkens und zweitens, um die eigenartigen Theorien zu verstehen, muß man sie aus ihrer Zeit heraus interpretieren und dem Wunsch widerstehen, sie in westliches Denken zu übertragen.
Nur so wird die historische Bedeutung einer Periode richtig eingeschätzt werden können und deren Exponenten die gebührende Wertschätzung zukommen.
Lange vor unserer Zeitrechnung gab es in Indien Schulen, die philosophische Denk-Systeme entwickelt hatten, deren Ethik sich mit der Frage der Entstehung des menschlichen Leidens und dessen Aufhebung beschäftigte. Diese Ethik, den indischen Verhältnissen entsprechend Erlösungslehre genannt, entstand in der Folge der Erkenntnislehre, die den Sachverhalt zwischen Subjekt und Objekt zu klären suchte und dadurch die Wesensbestimmung des Menschen zu finden glaubte. Dem Menschen des alten Indiens im Norden lag es daran, sein eigentliches Verhältnis zur Welt, zur Zukunft nach dem Tode zu ergründen. Einher ging damit die Frage nach dem der Menschheit aufgebürdeten Leiden, das in mannigfaltiger Art das Grundstreben nach Glücklichsein und Frieden störte. Die Aussicht einer Lösung der Fragen kann nur erfolgen, wenn ontologisch-metaphysisch vorgegangen wird oder, wie es Schopenhauer mit der Frage ausgedrückt hat: „Wer bin ich, was ist diese Welt, die auf mich

gekommenn ist wie ein Traum, dessen Anfang ich mir nicht bewußt bin?"
Um dem abendländischen Denken besonders in Bezug auf Ethik, das fremd anmutende Gedankengut verständlich zu machen, wird eine kleine historische Rundschau im Hinblick auf das folgende von Nutzen sein.
Das älteste System, das Jahrhunderte überdauerte, war das Sâmkhya mit der dualistischen Erlösungslehre, deren Hauptgedanken bis in die Zeit der Veden zurückreichen.
Die Benennung „Sâmkhya" leitet sich nach einer Erklärung unter anderen ab von dem Wort „samkhyâ", das ist soviel wie Zahl und meint eigentlich ein philosophisches System, das die Weltprinzipien aufzählt.
Nach einer anderen Erklärung ist es die Methode, die das Für und Wider abwägt, oder die Philosophie, die Begriffe als Explikation aufzählt und nicht durch Definition oder gar nach Angabe spezifischer Unterscheidungen, wie es das System des sogenannten „Vaiçeshika" (viçesha = Unterschied) unternimmt.
Das Wort ‚sâmkhya' kommt bereits in der Çvetâçvatara-Upanishad 6,3 und in der großen indischen Erzählung der ‚Gítâ' vor und bedeutet dort die philosophische Methode, die alle Weltprinzipien als Entwicklung aus einem Urwesen entstehen läßt, was auch die Grundlage der Texte in den Upanischaden ist.
Aus welcher Gegend Nordindiens die Sâmkhya-Philosophie stammt, hat bisher nicht mit Sicherheit festgestellt werden können. Ebensowenig läßt sich etwas über das genaue Alter sagen, nur, daß es in vorbuddhistischer Zeit entstanden sein muß, weil sich gewisse Einflüsse auf den Buddhismus ergeben. Nach der indischen Tradition soll die Sâmkhya-Lehre die Grundlage für dessen theoretischen Teil gebildet haben.[2] „Da andererseits kaum bezweifelt werden kann", sagt Richard Garbe, „daß das Sâmkhya-System jünger ist als die älteren Upanishads, so dürfen wir annehmen, daß es seine Entstehung einer Opposition gegen die in jenen vorgetragene spirituelle Lehre vom All-Einen verdankt."[3]
Abweichend davon vertritt unter anderen Max Müller die Ansicht, daß Sâmkhya ursprünglich nur eine Aufzählung der hauptsächlichen Begriffe in den Vedânta-Upanischaden gewesen sei und durch Veränderungen der Ideen die Grundlage des alten Systems entstanden sei. Das klassische Sâmkhya ist allerdings eine spätere Entwicklung.
Das spätere Sâmkhya bekundet in seiner Zeit zum ersten Mal ein geschlossenes philosophisches System, das eine logische Folgerichtigkeit aufweist und Beweise aus logischen Schlüssen zieht. Dadurch ist es für andere Schulen zum Vorbild geworden und hat dazu großes Interesse in der Breite gewonnen. Die Methode der Aufzählung von Inhalten eines Begriffs ließ die Ansicht aufkommen, es sei eine „Aufzählungslehre".

      -Doshânâm ca gunânâm ca pramânam pravibhâgatah,
        kamcid artham abhiprteya sâ samkhye upadhâryatâm.
            (Mahâbhârata XII. 11934)

"Das Maß der (Eckpunkte) Übel und Tugenden ist die Richtschnur, nachdem der Grund genannt wurde, warum diese (Richtschnur) in der Aufzählung zu beachten ist".
Glossar:
pravibhâgatah Richtschnur = nach Stenzel, § 88 Part. Präs. Akt.;
Weil das Sâmkhya-System systematische Ergründung der Prinzipien und strenge Unterscheidung von Geist und Materie lehrte, wurde dem Wort ‚sâmkhya' die Bedeutung ‚methodische Unterscheidung' beigelegt.
In den ersten Jahrhunderten nach unserer Zeitrechnung macht eine Gruppe von Systemen mit dem Namen ‚Sâmkhya' auf sich aufmerksam, die auch die materielle Entwicklung der Welt aus einem Urprinzip lehrt, aber diese nur bis zur ‚Urnatur', avyakta, dem Unentwickelten gelten läßt und als Urgrund der materiellen Welt erklärt. Die Seelen sind nicht Teil dieser materiellen Urnatur, sondern selbständige Einheiten. Dieses System des Sâmkhya begreift einen Dualismus von Materie und Nichtmaterie und sucht nicht die Einheit zu unterlegen. Daher ist die Annahme eines Gottes, als bewirkende Ursache und Einheit von allem, nicht gegeben. Eine sittliche Weltordnung (wie sie auch Schopenhauer vertritt) mit Vergeltung alles Tuns wird dagegen angenommen.
Sâmkhya ließe sich als selbstregulierende Steuerung der Welt sowohl nach ihrem Ursprung als auch nach ihrem Verlauf als dem Vitalismus ähnlich einreihen. Mit prakrti und purusha (Materie und Geist) ist der philosophische Grundstein für ein Weltgeschehen gelegt und ein permanent eingreifender Weltenlenker in der Gedankenführung des klassischen Sâmkhya nicht anzutreffen.
Genauer betrachtet, lassen sich aber die vom Vitalismus angenommenen seelischen Kräfte nicht dem Purusha gleichsetzen. Dieser ist, obwohl mit Seele übersetzt, reiner Geist und inaktiv.
Die seelischen Kräfte als allgemeine Bezeichnung des Vitalismus für die Selbstgestaltung fügen sich nicht in das System des Sâmkhya ein. Es erklärt die drei Gunas, sattva, rajas, tamas, als lebensentwickelnde Faktoren in Verbund mit dem reingeistigen Purusha. Seele als beseelendes Element, welches das Leben ermöglicht und gestaltet, kommt in dieser Form nicht vor.
Die Definition der drei Seinsfaktoren ist in der Übersetzung nicht eindeutig. Darüber mehr in cp.II.
Stellvertretend für den Vitalismus sei Friedrich Selle zitiert: „Denken wir uns die seelischen Kräfte als die für das Ganze des Lebewesens verantwortliche Stelle, infolgedessen begabt, mit einem instinktiven Wissen und Wollen aus erster Hand, imstande, überall das individuelle Bedürfnis wahrzunehmen, die vorherbestimmten Formen zu bilden, zu regeln, zu erneuern, und alles das als unabtrennlichen Bestandteil des natürlichen Werdens und Vergehens, so ist nicht einzusehen, warum diese Wirkungsart mystisch .....gescholten werden sollte." [4]

Für Sâmkhya schließt Materie Bewußtwerden und Denken ein. Nichtmaterie bedeutet Geist und zwar solchen, der „leer" ist, reinen Geist.

Dieses atheistische System galt seither als das klassische Sâmkhya und nahm seit der Mitte des 1. Jahrtausends vor unserer Zeitrechnung eine bedeutende Stellung unter den indischen Systemen ein. Es wurde dem Seher Kapila als dessen Begründer zugeschrieben, obwohl dieser selbst keine Schriften hinterlassen hatte und historische Beweise fehlen.

Dazu sagt John L. Brockington : "Poure Sâmkhya – epic as well as classical- was aníçvara in contrast to Yoga, though not denying the existence of the Vedig gods, even if some epic Sâmkhya teachers seem to have had doubts about the Vedas beeing the source of philosophical knowledge." [5] In der älteren Literatur Indiens fehlen aber Hinweise auf Sâmkhya-Sûtras und, wie Glasenapp erwähnt, ebenso in der „Zusammenfassung aller Systeme" (um 1380 n. Chr.) des Mâdhava. Da sich die Sâmkhya-Sûtras (Sûtras sind schlagwortartig zusammengefaßte Merksätze) erst um 1500 n. Chr. von Aniruddha kommentiert vorfinden, liegt nahe, daß sie nicht Frühwerke sind.

Eine andere Version sagt, daß diese Sûtras zwar späte Schriften sind, aber in der ihnen vorausgehenden Literatur im 4. Jahrhundert n. Chr., der Sâmkhya – Kârikâ (Kommentar), einer authentischen Darstellung der Ideen des Sâmkhya, erscheinen. Dieses atheistische Sâmkhya soll allerdings nach R. Garbe schon ein Jahrtausend vor der Kârikâ existiert haben, und Kapila soll schon vor Buddha gelebt haben, weil der Buddhismus viele seiner Lehren dem Sâmkhya verdankt.

In der Literatur der älteren Upanischaden fehlt nach der Angabe von R. Garbe der Hinweis auf Sâmkhya, ebenso in den Samhitas, Brâhmanas und Âranyakas. (Samhitas sind Sammlungen der Mantren oder Hymen, die Brâhmanas enthalten die Vorschriften und die religiösen Pflichten, die Âranyakas sind die am Schluß stehenden Teile der Brâhmanas, welche philosophische Probleme untersuchen. Jeder Veda besteht aus drei Teilen: den Mantren [mystische Formeln zur Beschwörung], den Brâhmanas und den Upanischaden)

„Während die nur den älteren drei Veden zugehörigen Upanishads noch frei von Sâmkhya-Ideen sind, finden sich solche Ideen auf das deutlichste in der Katha, Maitrí, Çvetâçvatara, Prasna, Garbha, Cûlikâ und den späteren Upanischads ausgesprochen.

Es ist daraus zwar nicht mit Bestimmtheit zu schließen, daß die eben genannten Upanishads sämtlich erst nach der Begründung des Sâmkhya-Systems entstanden seien, da einzelne Sâmkhya-Lehren und Termini schon längere Zeit geistiges Eigentum der brahmanischen Inder sein konnten, bevor sie in ein konsequentes System gebracht wurden." [6]

"Es ist mir aber doch im höchsten Maße wahrscheinlich, daß das Sâmkhya-System als Ganzes *vor dem* Auftreten einzelner Sâmkhya-Lehren in der brahmanischen Literatur fertig war. Denn die Einheitlichkeit und

Folgerichtigkeit des Systems sprechen nach meiner Ansicht dafür, daß dieses nicht allmählich innerhalb einer Philosophenschule, sondern in dem Kopfe *eines* Mannes entstanden ist."[7]

Mit der schriftlichen Aufzeichnung der philosophischen Texte hat ein neuer Abschnitt in der Überlieferung begonnen. Der mündlichen Form waren mit der auswendigen Rezitation Grenzen gesetzt und so konnte schriftlich in der knappen Form der Merksätze, Sûtrâni genannt, das Wichtigste festgehalten werden.

Diese neue Form hatte zudem den Vorteil, daß auch von solchen Systemen, von denen bis dahin keine schriftliche Überlieferung vorlag, Kunde zu uns drang. Leider haben solche Sûtren für uns den Nachteil, daß sie wegen der zusammengefaßten Darstellungsweise zum Teil dunkel bleiben.

Sie gehören verschiedenen Epochen an und sind erst für die Forschung von Gewicht, wenn sich Kommentare dazu finden. Neben den Merksätzen gab es noch Merkverse, die Kârikâs, welche nicht die Kürze der Sûtren hatten.

Um die Beziehung des Sâmkhya zu den Upanischaden besser zu verstehen, wird ein Rückblick auf deren Texte angebracht sein.

Das Sanskritwort ‚Upanishad' setzt sich zusammen aus upa (neben) und nishad (von sad, sitzen), niedersitzen neben. Das Sanskrit-Wörterbuch von A. Macdonell gibt dazu an: secret or esoteric doctrine, - Geheimlehre. Gemeint ist, die Lehren des Veda verdeutlichen und kommentieren.

Die Upanischaden sind philosophische Abhandlungen und Erläuterungen zu den vier Veden. Es gibt eine Vielzahl von Upanischaden, die ca. 750 v. Chr. entstanden sind und bis in die erste Hälfte des 1. Jahrtausends n.Chr fortgesetzt wurden. So werden z. B. dem Rig-Veda die Aitareya und Kaushítaki-Upanishad zugeordnet, dem Yajurveda (Opferriten) die Taittiríya, Brihadâranyaka und die Isa-Upanishad.

Es sind meist Prosa-Werke, in denen Probleme der Schriften in Form von Dialogen und Diskussionen geklärt werden. Das Hauptthema aber ist die Darstellung der All-Einheitslehre, in der das Brâhma und der Atman als letzte Instanz gelten. Die Upanischaden haben für Indien eine hohe geistesgeschichtliche Bedeutung, da sich auf ihnen alle Werke aufbauen, die sich „Vedânta" (veda-anta, Veda-Ende, vedânta) nennen.

Das Vordringen zu einem ens realissimum, zu dem Einen als Grund von Allem, kann verschiedene Wege verfolgen.

So wird angenommen, daß durch das Zusammenspiel verschiedener Elemente das Weltganze entstanden sei, über dem aber ein supramundanes Wesen alles Existierende umschließt und lenkt, so daß sich sein Wesen in allem manifestiert. Es wird andererseits behauptet, daß alle Wesen und Dinge in ihrer Vielfalt zeitliche Erscheinungsweisen des Göttlichen seien, und schließlich wird erklärt, daß alle Vielheit nur Schein ist, hinter dem sich das unbewegte Absolute verbirgt.

Der Vedânta stellt kein einheitliches System dar, sondern enthält viele Lehrmeinungen, die aber an einem höchsten Weltprinzip festhalten, zu dem die Upanischaden-Texte die Festigung liefern.
Die älteren Upanischaden sind in der ersten Hälfte des 1.vor- christlichen Jahrtausends anzusetzen, die von der Einheit eines gemeinsamen Ursprungs berichten.
Das All-Eine ist „Brahma", die Kraft, die alles trägt. Der „Âtman", das wahre Selbst, ist der innerste Kern der Einzelwesen sowie des Weltganzen..
So lehrt Shândilya : "Das Brahma ist das All und zugleich das Selbst im inneren Herzen. Dieses Selbst aber ist kleiner als ein Hirsekorn oder eines Hirsekorns Kern und doch größer als die Erde....-Der All-wirkende....dieses (das)All Umfassende, Wortlose, Gleichmütige ist mein Selbst....Dies ist das Brahma. Wenn ich gestorben bin, werde ich zu ihm eingehen." [8] Allem was ist, liegt das Eine, die letzte Realität zugrunde. Die Vielheit der Welt ist nur die Metamorphose desselben.
In der ältesten Zeit war eine Unterscheidung von Stoff und Geist noch nicht vollzogen. Das Eine in seiner Indifferenz entfaltete sich nach der Beschreibung der Chândogya-Up. VI,2 aus einem Willensimpuls heraus zur Vielheit, welche zunächst aus drei Elementen bestand: Feuer, Wasser, Erde. Diese wiederum gliederten sich in je drei Teile, die miteinander den menschlichen Leib konstituierten.
Gegen die Ansicht, die Welt sei aus dem Nichts ententstanden, wendet sich diese Upanischad: "Wie könnte aus dem Nichtseienden das Seiende geboren werden?
Seiend also ...war dieses am Anfang, eines nur und ohne zweites."
Das Eine beabsichtigte: "Ich will vieles sein, will mich fortpflanzen"; da schuf es die Glut (tejas).. Wasser (âpas) ..Nahrung (annam).
Die spätere Vedântaphilosophie hat dem Brahma drei Attribute beigelegt: Sein, Geist und Wonne (ânanda). Im letzten drückt sich der Zustand der Seligkeit aus, weil es unvergänglich, wunschlos und unschuldig ist. (Châ. 8,1,5)
Das Brahma als unentstandene Ursache alles Existierenden und als Selbst der Welt durchdringt alles. Diese Anschauung wird in einer Metapher belehrend mitgeteilt, indem Uddâlaka Âruni seinem Sohn Śvetaketu am Beispiel der Feigenkerne die in deren Inneren existierende feine Substanz als Ausgang für die Entstehung des Feigenbaumes erklärt. „Glaube mir, mein Lieber, aus dieser feinen Substanz besteht dieses All, dies ist das Reale, ist der Âtman, das bist du (tat tvam asi), o Śvetaketu." *(Châ. 6,1,5)*
Diese drei großen Worte gelten als Angelpunkt der Upanischadenlehre. Es ist von großer Bedeutung, daß dieser Text erhalten geblieben ist, sonst würden solche Gedankengänge in jener Zeit nicht zu vermuten gewesen sein.
Der Ursprung aller Dinge ist etwas Immaterielles. Es erfährt in den Upanischaden eine Dreiteilung: „tejas" wird als Glut bezeichnet (das im

Sanskrit noch andere Bedeutungen hat wie Schönheit, Energie, Kraft, Heftigkeit, moralische Energie, Würde u. a. m.), „âpah" Wasser [Pl.] (Rumänisch, apâ'), „annam" Nahrung, aus denen sich die ganze Welt zusammensetzt. In sie geht das Seiende als belebendes, formgebendes Prinzip ein.
In den Texten folgt eine komplizierte Ordnung der Entfaltung und Rückbildung der Elemente. So findet im Schlaf ein Eingehen der Urelemente ineinander statt. Das Denkorgan als Erscheinungsform der Nahrung geht über in den Atem als Erscheinungsform des Wassers. Ebenso in verstärktem Maße wechseln die Elemente beim Sterben die Position. „Hier", sagt *Frauwallner*, „steht nicht wie bei den anderen Lehren die Frage nach dem Träger des Lebens im Mittelpunkt des Interesses, sondern die Lehre von den Elementen. Denn wenn der Âtmâ als Urgrund alles Seienden auch hier grundsätzlich die erste Stelle einnimmt, so ist es doch vor allem die materielle Welt, mit der sich die Gedanken beschäftigen."[9]
Es handelt sich hierbei nicht um das Hervorgehen aus dem Erkennen, sondern um einen Schöpfungsakt der materiellen Welt, die dem geistigen Âtmâ gegenüber steht, in den sie aber letzten Endes wieder eingeht.
Die ältesten Upanischaden unterscheiden noch nicht zwischen belebt und unbelebt. Die Urelemente werden als Gottheiten bezeichnet; selbst die feinstofflichen, wandernden Seelen sind nicht immateriell, wo sie doch nach der Chândogya-Up. in den Mond gelangen und zur Nahrung der Götter werden. Auch der „Purusha", der Grund des Einzelwesens, daumengroß im Herzen wohnend, ist feiner, substanzieller Leib.
In der Âtman-Lehre des Philosophen Yâjñavalkya ist zwar das Bewußtsein als das wahre Selbst genannt, aber immer noch als das Feinstoffliche verstanden.
- Doch bald wird Organisches von Anorganischem unterschieden und auch das Geistige im Menschen der Materie entgegengesetzt. Einerseits sind die Seelen denkende, fühlende und handelnde Wesenheiten, andererseits nur reines Erkennen, denen Denken und Handeln nicht zugehören.
In der Lehre Yâjñavalkyas wird das rein Geistige dem Materiellen gegenübergestellt und als Heilziel und Zuflucht vor dem Leid der Welt gepriesen.
Das philosophische Problem der Upanischaden ist die Suche nach der Wahrheit, d.h. die Suche nach der Antwort auf die Kardinalfragen des Menschen, wie sie in der Çvetâçvatara- Upanishad (I,1) zu lesen sind:

„Von woher sind wir geboren und wodurch leben wir...
wo leben wir und wohin gehen wir...von wem sind wir geführt..?"

„Kutah sma jâtâ jívâmah kena ..ca sampratishthâh/
adhishthitâh kena sukhetareshu"

Paul Deussen:
Om! Die Brahmalehrer sagen:
Was ist der Urgrund, was Brahma [Prinmzip] ? Woher sind wir?
Wodurch bestehn, und worin sind gegründet wir ?
Von wem regiert, bewegen wir, ihr Weisen,
Uns in der Lust und Unlust Wechselständen ?

In der Kena-Up. I, 1, wird gefragt:
„Auf wessen Befehl wurde der Geist auf den Weg
gesandt? Auf wessen Geheiß entstand der erste Odem, und auf wessen Wunsch vermögen wir zu sprechen? Welcher Gott führt das Auge und das Ohr?"

Keneshitam patati preshitam manah / kena prânah prathamah praiti yuktah/ keneshitâm vâcamimâm vadanti cakshuh çrotram ka u devo yunakti// ?

Die Gedanken der Fragenden kreisen um die Möglichkeit metaphysischer Beziehungen. Hinter allem muß ein Letztes, Unabhängiges (Unbedingtes) verborgen sein, nachdem die Einsicht war, daß der Verstand, die Erkenntnis, die Sinne und ihre Objekte einer Begrenzung unterliegen und Entstandenes der Vergänglichkeit anheim fällt. (sarvam utpâdi bhanguram – alles was entsteht, vergeht)
Ferner bezeugte die Erfahrung, daß im Endlichen keine dauernde Zufriedenheit erreichbar ist. Die Freuden der Welt sind vergänglich, Alter und Tod sind bedrohliche Fakten. Pessimismus, auch den alten Upanischaden nicht fremd, wird der Aussicht auf Erlösung vorangestellt, so in der Kâthaka-Upanishad I.-
Naçiketas, macht sich Gedanken über die Opferkühe und erkennt die Freudlosigkeit dieser Welt:
„Pítodakâ jagdhatrnâ dugdhadohâ nirindriyâh/
a-nandâ nâma te lokâstân(t) sa gacchati tâ dadat//"
Buveuse d'eau, mangeuse d'herbe, donneuse de lait, sans pouvoir...celui qui en fait don, il va dans ces mondes qu'on appelle sans joie. (Übs. Renou, Kâthaka Up. p.5)
"Wassertrinker, Gräserfresser, Milchgeber sind hoffnungslos/ der sie zur Gabe macht (opfert) [und aus der Gabe Vorteile erwartet], der bewegt sich in dieser Welt, die man freudlos nennt. "
Dafür kann den Menschen nur die Unendlichkeit dauerhaften Glückszustand gewähren, so der wunschgemäße Schluß. Antwort auf das philosophische Fragen könne nur ein übergeordnetes Wesen geben. Die Autoren der Upanischaden, Seher genannt, versuchen uns diese zentrale Wirklichkeit zu vermitteln, die unendliches Sein (sat), absolute Wahrheit (cit) und reine Freude (ânanda) ist. [Vgl. a-nanda, freudlos] Sein, Geist und Wonne waren ja auch die Attribute des Brahma.

Die Erwartung des rein geistigen Zustandes nach dem Tod, in dem das irdische Leid vergessen ist, drückt sich im Gebet an die unendliche überirdische Macht aus:
Vom Vergänglichen (a-sato) führe mich (mâ gamaya) zum Ewigen (sat); aus der Finsternis (tamaso) führe mich zum Licht (jyotir); vom Tode (mrtyor) führe mich zur Unsterblichkeit (a-mrtam)" (Brh. Up. I, 3, 27)
(Im Text: Asato mâ sad gamaya, tamaso mâ jyotir gamaya, mrtyor mâ amrtam gamaya)
Die Vorstellung im Veda war, daß eine Wirklichkeit (ekam sat) existiert, die in der Mannigfaltigkeit der Dinge zu erkennen war.
Eine Diskussion entstand zwischen Prajâpati und Indra um Yajñavalkyas Satz, daß das Subjekt in seinem Licht fortbesteht, selbst wenn alle Objekte ausgelöscht werden. „Wenn die Sonne und der Mond untergegangen sind und das Feuer ausgegangen ist, dann ist allein das Selbst sein Licht." (Brh. Up. IV, 3,6)
Indra widerspricht, indem er anführt, daß das von allem losgelöste Selbst ein Unding und schließlich ein Nichts ist. Die Loslösung von der durch den Körper verursachten Beschränkung, von Zeit und Raum sowie von allen Objekten bedeutet reine Nichtswerdung. Hiermit demonstriert Indra den Fehlschluß der transzendentalen Auffassung von Ich.
„Das traumlos schlafende Subjekt wisse wahrlich nicht, daß es da sei, noch wisse es von irgendetwas Bestehendem; so verfalle es völliger Nichtswerdung, weshalb ich nichts Gutes daran finden kann." (Chân. Up., VIII, 11, 1-2)
„Wenn einer so eingeschlafen ist ganz und gar und völlig zur Ruhe gekommen, daß er kein Traumbild erkennt, das ist das Selbst", so sprach er, „das ist das Unsterbliche, das Furchtlose, das ist Brahman." (Übers. Deussen, S.199)
Prajâpati erklärt: „Dieser Leib ist sterblich und verfällt gänzlich dem Tode. Er ist die Stätte des Selbst, das unsterblich und körperlos ist...."
Das individuelle Selbst ist Teil des universalen Selbst, das die Welt durchflutet als Lebensprinzip der Schöpfung. Dieses unendliche Selbst ist in uns Menschen, wie in allem. „Wenn es atmet, wird es Atem genannt, spricht es, Sprache, sieht es, Auge, hört es. Ohr, begreift es, Verstand, doch sind dies alles nur Namen für sein Wirken." (Brh. Up. I, 4, 7)
Wenn das Selbst in dieser Weise verstanden wird, kann es als unvergängliche Substanz angesehen werden. Das Selbst, als Subjekt der Erfahrung, kann selbst nicht zur Erfahrung werden.
In den Upanischaden ist das Selbst niemals mit dem Körper oder den geistigen Stufen oder dem Bewußtsein gleichgesetzt. Es ist unbegründet und unabhängig, wohl aber teilhabend am universalen Bewußtsein, das alle Inhalte des menschlichen Bewußtseins begleitet.
Es ist ein transzendentales Phänomen, das die Voraussetzung für Selbst und Nicht-Selbst darstellt und Âtman genannt wird.

„Es war nicht die Absicht der Upanischaden", sagt *S. Radhakrishnan*, „aus dem inneren Selbst ein abstraktes Nichts zu machen. Es ist die volle Wirklichkeit, das vollständige Bewußtsein und kein nur negatives Ruhen, das von Unrast ungestört und von keinem Makel oder Mangel befleckt ist." [10]

Im Gegensatz dazu leugnen die Buddhisten das Selbst und setzen an dessen Stelle die völlige Leere, es sei eine Abstraktion der Metaphysik. Das Sâmkhya ersieht im Selbst einen reinen, passiven Geist, der trotz der Einfachheit Charakter und Besonderheit besitzt.

Die Beziehung der beiden Grundsubstanzen soll im nächsten Kapitel geklärt werden.

2. Brahman und Atman

Das Wort „Brahman" läßt sich weit in die literarische Vergangenheit zurückverfolgen. Es ist ein heiliges Wort, ein Veda-Wort, das lange vor der Spekulation um ein absolutes Wesen bekannt war. Es sei ein siebensilbiges Wort: rc, (Hymne, Vers) je 2 Silben sind yajus und sâman (Opferspruch und Opferlied) und zwei Silben Brahman.

Hymnus, Opferspruch bzw. Opferlied und Brahman, ist das dreifache Wissen der nach Hymnus, Opferspruch und Opferlied gegliederten Vedakunde.

Bald ist das Brahman das dreifache Wissen, das erste Geschöpf, das der Weltschöpfer Prajâpati sich in heißer Kasteiung aus sich entlassen hat und das zur Grundlage der Welt geworden ist – bald ist jenes Grundlage der Welt geworden ist – bald ist jenes Geschöpf mit dem Schöpfer zusammengewachsen und es wird gelehrt, Prajâpati ist Brahman. Das Wesen, welches das All geschaffen hat, ist selbst zum All geworden.

Im späteren Vedânta wurden dem Brahma drei Attribute beigelegt: Sein, Geist und Wonne (sat, cit, ânanda). Letztere, weil es frei von Leiden, sündenlos, frei vom Tode und unvergänglich ist. (Chândogya Up. 8,1,5)

Brahma als Ursache der Welt und als sie selbst ist höchste Realität. Es ist die Basis alles Irdischen. Alles Existierende ist nur dessen Transformation oder Metamorphose. Alles Seiende ist von ihm durchdrungen. Dieselbe Upanischad (6,1,5) will dies in der Belehrung des Çvetaketu zum Ausdruck bringen mit dem Gleichnis der Feigenfrucht: "Die feine Substanz, die du nicht wahrnimmst, mein Lieber, aus der ist dieser große Feigenbaum entstanden. Glaube mir, aus aus dieser feinen Substanz besteht dieses All..."

Doch die Verbindung zwischen dem Wort Brahman und seinem ursprünglichen Sinn hat sich gelockert. Ein neuer Begriff verbindet sich mit Brahman , – der Âtman.

Seine Grundbedeutung ist Atem und wird auch mit Wind, vâta, erwähnt, denn der Wind ist der Atem der Götter. – Er unterscheidet sich vom Lebensgeist,

Prâna, welcher Ausdruck sich mehr dem Körperlichen zuneigt als eingeatmete Luft, Energie, Kraft; im Sâmkhya als Seele wiedergegeben. Davon abgeleitet ist prânaccheda – Mord; prânatyâga – Das Aufgeben des Lebens, Tod.
Âtma ist das unbenannte Prâna, auch als Seelenmann, Purusha, gedacht nach altem Seelenglauben. Der Âtman wird auch für das Selbst eingesetzt. Wie im Körper der Atem lebt, so ist es nicht anders als Prâna-Âtma in der Natur. Den Entsprechungen der menschlichen Glieder in der Natur gemäß, drängte sich die Vorstellung von einer Entsprechung des menschlichen Atems auf. Das große Selbst entspricht dem individuellen Selbst und das Ziel des Menschen ist, sein Selbst nach dem Tod im großen Selbst vereint zu wissen. Schon im Rgveda war der Gedanke vorweggenommen.
Gelegentlich wird das Problem der Integration aufgeworfen, das „Darinnensein" des Âtman in den Wesen. Einerseits herrscht die Vorstellung von seiner unendlichen Ausdehnung vor, andererseits wird er als unendlich klein beschrieben. Der Âtman wohnt in den Dingen, so wird erläutert, wie das Salz im Meer. Man kann es nicht herausholen, aber überall, wo man vom Meerwasser kostet, ist es salzig.
Brahman ist das kosmische - und Atman das psychische Prinzip. Diese Definition, auch als das subjektive und objektive Prinzip dargestellt, kompliziert sich, wenn in der Taittiríya Up. I, 5 erklärt wird, Brahman *ist* Atman.(tad brahma – sa âtmâ)
Es zeigt sich hier die Wandlung von der allgemeinen transzendenten Gottesvorstellung des Rig-Veda zu der immanenten der Upanischaden, obzwar in der Hymne an Âditi im Rig-Veda (I, 89, 10) bereits die Immanenz erkennbar ist. Die Besonderheit der Vorstellung liegt darin, daß das Unendliche nicht jenseits des Endlichen gedacht wird, sondern im Endlichen liegt.
Paul Deussen sagt dazu: „Wenn wir unsere Aufmerksamkeit einzig auf (die) philosophische Einfachheit der Übereinstimmung von Gott und Seele, von Brahman und Atman lenken, wird (der Gedanke) eine über die Upanishaden, ihre Zeit und ihr Land weit hinausgehende Bedeutung zeigen; ja, wir können ihn sogar als für die gesamte Menschheit von unschätzbarem Wert erachten....Hier haben ihn die ältesten Denker der Upanishaden – zu ihrem unsterblichen Ruhme – zum ersten Mal gefunden, indem sie unseren Atman, unser innerstes persönliches Wesen als Brahman, als die innere Wirklichkeit des Weltalls und aller seiner Erscheinungen erkannten."[1] Hiermit wird aber die aufscheinende Dualität von Brahman und Âtman nicht erklärt. Vielmehr besagt das kosmische Prinzip, *daß* etwas ist, - das psychische Prinzip erläutert, *wie* etwas ist. Brahman ist das Objektive, es stellt die Welt dem Ich gegenüber. Âtman als das seelische Prinzip erfüllt die kosmische Konstruktion mit Leben.
Das absolute Prinzip übersteigt Sein und Nichtsein,. Es ist unendlich, unsterblich, unteilbar. Es ist reiner Geist, allgegenwärtig, energetisch durch seine eigene Geistigkeit.

Davon gibt es die drei Ableitungen: âtman, brahman und deva, mit welchen die Çvetâçvatara-Upanishad den Adepten an das Absolute heranführen will.
Brahman, das ursprünglich als Formel verbunden war mit den heiligen Handlungen der Opferriten, ist in der Upanischad die Bezeichnung für das Wesen der Dinge und Individuen.
„Brahman is described in the Upanishads as sat-chit-ânanda (Existenz- Bewußtsein- Seligkeit). Sat, chit and ânanda are not attributs of Brahman but are indications by which the finite mind attemps to hint at Him. They are also indirectly a denial that Brahma is an inert substance or a blind force or a meaningless abstraction." [2]
Nach Vidyaranya ist das Sein, die Realität, gebunden an die Veräußerung des Universums, wobei das Selbst ein Aspekt des Weltprinzips darstellt, das sowohl Brahman als Âtman genannt wird. Andererseits wird Brahman als Gott und Âtman als das Selbst erklärt. "Brahman (God) or Âtman (Self)" (ebd., p.XVI).
Bei Âtman wird überwiegend ein Licht- und Lebensprinzip gedacht, er ist fest mit der Wesenheit verbunden, oder die Wesenheit selbst.
Die Bedeutung von Brahman fluktuiert von der Unterordnung unter Içvâra und der Erhöhung zu Gott, was der Advaita-Philosophie entspricht. Die Diskrepanz zwischen Brahman und Âtman wird allerdings nicht gelöst. Dem Brahman ist eine Doppelrolle zugewiesen: es ist ein allgegenwärtiges Etwas ohne ein Zweites, hat aber den Aspekt der Innerlichkeit vom Selbst im Individuum.
„The Shruti says that Maya and Prakriti are one and the same, and that Brahman when associated wirh Maya is called Ishvara and is the creator of the world."
„The word 'Brahman' denotes the essence of the visible univers in ist entirety, and Brahman and the self-luminous principle, Atman, are identical." (Vidyaranya, p.92)

[drçyamânasya sarvasya jagatas tattvam íryate/
brahma-çabdena tad brahma sva-prakâçâtmarûpakam]

(sva prakâça âtma rûpakam Erscheinung des selbstleuchtenden Âtma)
(Die Welt der ganzen Sichtbarkeit setzt ein Prinzip in Bewegung; durch das Wort Brahma ist dieses Brahma die Erscheinung des selbstleuchtenden Âtma.)
Die Bezeichnung Advaita, Non-Dualität, ist gemünzt auf die Schule des Çankara.
Paul Deussen übersetzt aus der Brihadâranyaka–Upanishad: "Wahrlich diese Welt war am Anfang Brahman, dieses wußte allein sich selbst. Und es erkannte: ‚Ich bin Brahman! – Dadurch ward es zu diesem Weltall. ...Und auch heutzutage, wer also eben dieses erkennt: 'Ich bin Brahman , der wird zu diesem Weltall; und auch die Götter haben nicht Macht, zu bewirken, daß er es nicht wird. Denn er ist die Seele (âtman) derselben." (I,4,10)

Vidyaranya übersetzt: „Brahman is infinite and unconditioned in nature. In the Brihadaranyaka Upanishad there is the text ‚Aham Brahmâsmi'. The word ‚asmi' (am) denotes the identity of ‚aham' (I) and ‚Brahman'. The meaning of the text therefore is ‚I am Brahman'. (p. 91)

[Svatah-pûrnah parâtmâ 'tra brahmaçabdena varnitah/
asmíty aikyaparâmarçastena brahma bhavâmyaham.] (p. 91)

"Das gewünschte Selbst als Überselbst ist hier durch die Benennung des Brahma erfüllt, durch diesen Identitätskontakt bin ich also Brahma."

Die Behauptung und Formel „ich bin Brahman" durchzieht zahlreiche Stellen der Upanischaden. Dem liegt die Erkenntnis zugrunde, das Brahma als die allgegenwärtige Urenergie durchflutet alles Geschaffene. Es ist in mir, und daher bin ich ein Teil des Brahma, was in der Zuspitzung des obigen Ausspruchs gipfelt.

Auf westliche Verhältnisse transponiert, wäre es eine außerordentliche Vermessenheit, zu sagen „ich bin Gott". Dies erfährt aber trotz komplizierter hierarchischer Verhältnisse die indische Einschränkung, daß Brahma zwar ein Aspekt oder Attribut Isvaras ist, aber doch nicht selbst die höchste Instanz. Ich bin Brahma, kann nicht heißen ich bin Içvara.

Eine theologische Subtilität sind auch anderwärtig Aussagen über eine allesdurchdringende attributlose Einzigkeit, die dann doch mit Hilfe der Aspekte ihre Vielschichtigkeit zeigen kann.

Vergleichen wir Spinozas Gott oder die Substanz, welche aus unendlichen Attributen besteht (vgl. Ethik, I, L 11), von denen nur Denken und Ausdehnung uns bekannt sind. Sie erlaubt keine Aspekte, denn die von diesen abgeleiteten Modifikationen, die Modi, sind Bestandteile des Ganzen. Aspekt wäre ein uns so und so Erscheinendes, in Wahrheit nicht in der von uns bestimmten Weise Existierendes.

Der Lebenshauch Prâna haftet dem Brahma an. Er ist ungeachtet der Auseinandersetzung, ob stofflich oder nicht-stofflich, sowohl im Kosmos als auch in jedem Individuum. Er ist auch der Lebenswille in jeder Kreatur und das immanente Ewige.

Das indische Denken, das sonst, wie besonders im Sâmkhya, Gliederungen und Aufzählungen schätzt, sich an Abteilungen und Unterabteilungen erfreut, ohne elementare Ursachenforschung auskommt, bringt für den kritischen Europäer Subjekt und Objekt durcheinander oder fluktuiert zwischen Monismus und Dualismus. Einmal ist Brahman und Atman nebeneinander existent, das andere Mal sollen beide identisch sein.

„Diese Übereinstimmung", sagt Radhakrishnan, „von Subjekt und Objekt ist keine vage Hypothese, sondern die zwangsläufige Folgerung von Denken,

Fühlen und Wollen." (a.a.O., S.145) Die Einheit von Subjekt und Objekt sollte sich im Denken erweisen, welche Hypothese in der abendländischen Philosophie zu großen Schwierigkeiten geführt hat. Das Erstreben dieser Einheit gelingt dem Zen-Buddhismus durch Negieren sämtlicher Willensimpulse und gerade des Denkens und Wollens, denn diese Aktivitäten sind das Hemmnis der Verschmelzung. Die passive Haltung in der Versenkung ermöglicht gegebenenfalls einen Zustandseindruck des Einseins. [3]
Vergleichen wir dazu: Nicht analytisches, syllogistisches Denken, nicht potenzierter Wille, nicht spekulative Metaphysik, sondern Erfahrung im Überschreiten der usuellen Bewußtseinsform zeigen den Weg – so der Zen-Buddhismus.
Das Wissen um „tat tvam asi", des Teilseins mit der gesamten Schöpfung, ist erkenntnistheoretischer Natur aufgrund subjektiver Feststellung. [4] Dualität begreift sich als Moment mit zwei gleichwertigen Faktoren, wie das fernöstliche Yin und Yang, wo von Übergeordnetem keine Rede sein kann.
Auch der Âtma der Upanischaden enthält die Dualität, wenn er die ungetrübte Einheit des Jenseits verläßt und in das Diesseits, einer von Leiden und Tod bedrohten Welt, eingeht. Demnach ist die Dualität des Sâmkhya keine Neuschöpfung.
Schließlich sollte die Bedeutung der Formen Brahman und Brâhma geklärt werden: das Brahman ist die Stammform von Brahma, das so im Nominativ und Akkusativ steht. Brahmâ ist ursprünglich eine Personifikation des Brahma, des Absoluten, der Weltseele. Der Begriff des unpersönlichen Absoluten war zu abstrakt, um das religiöse Bedürfnis zu stillen, so schuf die Mythologie daraus eine persönliche Gottheit und verlieh ihr individuelle Züge.
Brâhma ist Adjektiv, das, was zu Brahma gehört oder sich auf dieses bezieht.
Brahman ist der Hauptgott im indischen Pantheon, später die unpersönliche absolute Gottheit der Veden, auch Bezeichnung für Priester.
Die diesbezüglichen Angaben des Wörterbuchs (Macdonell) mit Wortergänzungen sind zahlreich. Das Brahman bedeutet unter anderem „übergeordneter, unpersönlicher Geist", das Absolute (ausnahmsweise maskulin); brahmatâ, Wesen der absoluten Gottheit; brahma-*anda*, das Universum (eigentlich Ei des Brahman).
Âtman ist die Stammform vom maskulinen Âtmâ (Nom). Es bedeutet Wesenheit, Atem, Seele, Leben, das Selbst, Natur, Geist, Weltseele.
Brahma als oberster, unpersönlicher Geist kollidiert mit Âtman als Weltseele, was zur Frage berechtigt, bilden Brahman und Âtman eine gleichwertige Dualität oder ist Brahman das Dominierende? Solches wird widersprüchlich beantwortet. Selbst das Brahman erscheint im späten Vedânta nicht als eine Einheit, sondern hat den Zuständen des Wachens, des Traumes, des Tiefschlafs und der Ekstase gemäß eine Viergliederung, deren letzte, Ânanda (Wonne), in der Ekstase wahrgenommen, und Turíya als der vierte Zustand der Seele in der

Vereinigung mit Brahman genannt wird. Radhakrishnan, der Verfasser der „Indischen Philosophie", erklärt: „Das höchste Brahman, das Ânanda ist, ist Âtman." [5]
Demzufolge ist Brahman identisch mit Âtman. Wenn man Brahman wie im späteren Vedânta eine Viergliederung zutraut, wäre Brahman der Sammelbegriff für die vier Zustände des Wachens, des Traumes, des Tiefschlafs und der Ekstase, wobei in dieser nach Radhakrishnan Ânanda, Wonne, aufkommt, die Âtman ist.
Die vier Zustände des Brahman wären daher Aspekte eines Phänomens, das einerseits als universale, einheitliche Realität aufzufassen ist, andererseits sich entweder in progressive Stufen zergliedern läßt oder sich hinter Aspekten verbirgt.
Im klassischen Veda ist Brahman das Universum und Âtman die individuelle Seele, welche das Pendant der Weltseele des Brahman ist. Die Weltseele soll gleich sein der individuellen Seele, welches Verhältnis für unser heutiges Verständnis die Bezeichnung 'individuell' nicht rechtfertigt.
Zwei Faktoren, die an sich als gleichwertig bezeichnet werden, vereinigen sich nicht zu einem Dritten, sondern verdichten sich in Brahman, welches demzufolge das Dominante sein muß, wobei aber Identifikation angesagt ist.
Für die abendländische Logik klingt das verwirrend. Ebenso ist die Identitätsbehauptung von Brahman und Âtman fraglich, denn es handelt sich um zwei verschiedene Phänomene, das materielle kosmische und das psychisch Immaterielle (wenn auch als Feinstoffliches definiert). Das Gerüst des Kosmos und dessen Belebung, das Was der Vorhandenheit und das Wie des Bezugs sind zwei veschiedene Fakten und nicht nur Aspekte.
Die eindeutige Prioritätsfrage in der Hierarchie der Evolutionskompetenz wird nicht gestellt, obwohl das monistische Prinzip der Upanischaden sie erfordert.
Brahma ist auch nicht Sein etwa im Heideggerschen Sinne, sondern in Anbetracht Içvaras, der höchsten Instanz, Attribut.
Wenn Brahma Geist zugeordnet wird, bedeutet dies Organisationsvermögen und Vorrang vor chaotischem Lebenswillen. Wonne als weiteres Attribut wird zugestanden, wenn auch anthropomorph, aus der Überlegung, daß Brahma unvergänglich, wunschlos und unschuldig sei.
Es ist aber nicht zu übersehen, daß den jüngeren Upanischaden, so auch der Chândogya-Upanischad, ein dualistischer Zug innewohnt. Die enthusiastische Zuwendung zu nur der einen der beiden Kräfte, verdeckt diesen Dualismus, aber hebt ihn nicht auf.
Um den Dualismus gelegentlich zu vermeiden, als korrigiere man die Gedanken, wird Brahman und Âtman gleichgesetzt, oder das Phänomen perspektivistisch ausgegeben. So ist für den Abendländer der Durchblick nicht ganz einfach, zumal Mystisches eine nicht geringe Rolle spielt.
Das Beispiel des Schauenden und des Geschauten, im Turíya–Zustand eins

geworden, demonstriert die Verschmelzung von Subjekt und Objekt auf mystische Weise. Wir erinnern an Schopenhauer und dessen Theorie der Kunstbetrachtung, wobei der Betrachter in Versenkung gerät mit der Vision von Einssein mit dem Werk.

„Wenn wir den Âtman mit der selbstbewußten Persönlichkeit gleichsetzen", so Radhakrishnan, „wird Brahman als der selbstbewußte Içvara mit einer ihm entgegengesetzten Kraft geschaut. Da die selbstbewußte Persönlichkeit ohne einen Inhalt oder ein Objekt, wovon sie ihr Leben ableitet, eine reine Abstraktion ist, benötigt auch der Içvara ein ihm entgegengesetztes Element." (Radhakrishnan, I,145)

Es ist schwierig, in dem verwirrenden Spiel von Bezeichnungen und Identitäten ein klares Bild zu gewinnen, zumal Içvara nach Macdonell [6] die Bedeutung von ‚supreme god' erhält und einmal die höchste und reinste Abstraktion sein soll und dann wieder behaftet ist mit anthropomorphen Attributen wie Selbstbewußtheit. Die Forderung nach der Notwendigkeit einer entgegengesetzten Potenz, um die Selbstbewußtheit verwirklichen zu können, verdeutlicht die Inkonsequenz.

Brahman kann also nur mit der Potenz Âtman geschaut werden, als wäre Âtman der Schlüssel zu Brahman. Hier erscheint Brahman als das Überragende und Âtman als Mittel.

Im Wort ‚Brahma', das schon im Rigveda als Zauberwort für das gelingen des Opfers Verwendung hatte, fand man die Bezeichnung für das höchste Prinzip des Kosmos, die Kraft zu dessen Schöpfung und Erhaltung. Nach dem Tode geht alles Individuelle ein in das ewige Brahman. Brahman zu werden ist für jedes Individuum das höchste Ziel.

Louis Renou beschreibt dieses Brahman: „...l'être en soi, l'absolu, dénué de toute contingence, ni objet ni sujet, inscrutable, indéfinissable (on ne peut dire de lui que ceci: 'il nest pas (tel ni tel), est l'essence des choses, la réalité de la réalité', connaissance et béatitude. Source de tout ci qui est, la pluralité des phénomènes sort de lui par une évolution de type cosmogonique."(Louis Renmou L'Inde classique, Paris 1947, p. 340)

Âtman bezeichnete zunächst eine vitale Kraft über dem Sinnlichen, welche nach dem Tode des Menschen in ihr Ausgangselement zurückkehrte. Dann war Âtman das innere Wesen in allem Existierenden, welches die Sinne beherrschte. Seine Versinnbildlichung erfuhr er schon im Rigveda durch das Wort „Purusha", das, wie oben erwähnt, später die Lebenskraft im Individuum als materiell vorstellbar bezeichnete. Die Vorstellung davon war ein daumenkleiner Mann im Herzen wohnend. (angushthamâtrah purushah, Kâthaka-Up. IV,12 f., ebenso Mahâbhârata III, 16763).

In späterer Zeit, so im ältesten System des Vaiçeshika (5./6. Jht. n.Chr.) trat an Stelle der materiellen Vorstellung die Erkenntnis der Feinstofflichkeit. Auch änderte sich die Anschauung von der Größe der Seele, die aufgrund der

Beobachtung, daß in allen Teilen des Körpers Empfindungen herrschen und ihre treibende Kraft in allen Gliedern zu spüren ist, veranlaßte zur Annahme, daß sie ebenso groß sein müßte wie der Körper. War Purusha ursprünglich eine Schöpfung der Götter, wird er später zu einer Kraft, die über den Göttern steht, einer allem zugrunde liegenden Urkraft. Purusha wurde auch als Synonym für das Brahma verwendet. Solche Vorstellung wurde abgelöst durch die Theorie von den drei Zuständen der Seele (Brhadâranyaka-Up.): Der Âtman im Wachzustand des Menschen, im Traum und im Tiefschlaf, worin er reiner Geist wird, ohneBewußtsein und ohne Leiden.

Aber auch das Wort Âtman, ethymologisch mit ‚Atem' verwandt, wird in diesem Sinne gebraucht, weil der Atem als wesentlicher Faktor des Lebens erkannt wurde und schließlich als das Selbst im Sprachgebrauch Eingang fand. Wenn man im Kosmos dieselben Kräfte wie im Mikrokosmos erkannte, lag es nahe, den lebenserhaltenden Atem auch im Weltall als wirkenden Faktor anzunehmen, so daß Âtman zu einem Synonym von Brahma wurde.

In der Chândogya-Up. ist eine Entwicklung des Begriffes von Selbst, âtman, zu beobachten. Es durchschreitet verschiedene Stufen, vom körperlichen, über das metaphysische bis zum absoluten Selbst. Im Zwiegespräch zwischen dem Lehrer Prajâpati und dem Schüler Indra wird die wahre Natur des Selbst erörtert. Es überdauert alle Veränderungen und bleibt unverändert, sei es im Wachen, Träumen und Schlafen, bei Tod, Wiedergeburt und endlicher Erlösung. (III, 7,1)Das Selbst oder das Ich ist nur Subjekt und kann niemals anschauliches Objekt werden.

Dagegen steht die Aussage, „Brahma" als die allestragende Kraft, und „Âtman", das wahre Selbst, als der innerste Kern der Einzelwesen sowie des Weltganzen.

In der Chândogya-Up. (6,2) entwickelt in Beziehung zu den Brahmanatexten der ersten Hälfte des vorchristlichen Jahrtausends Uddâlaka Âruni die metaphysisch geprägte Âtmalehre in der Belehrung seines Sohnes Çvetaketu, die im bekannten Dogma ihren Niederschlag gefunden hat: tat tvam asi – das bist du.

In der ältesten Zeit verweisen Schilderungen des Seienden auf die Erkenntnis, daß Stoff und Geist noch nicht unterschieden sind. „Seiend, o Teurer, war dies am Anfang, eines ohne ein zweites." (Ch. 6,2)

In der historischen Entwicklung vollzieht sich eine Wandlung, die deutlich erkennen läßt, daß der Ursprung des Seienden, das Brahma, reiner Geist ist.

In der Brihadâranyaka - Upanishad (3,9,26) erscheint wiederum Âtman als Brahman, wenn die Frage nach dem höchsten Prinzip gestellt wird.

„Worin hast denn du und dein Âtman seinen Standort ? "- Nach der Erörterung der Hauche und dem Allhauch erklärt Yâjñavalkya dem Çâkalya: „Er aber, der Âtman, ist nicht so und nicht so. Er ist ungreifbar."

Damit wird das Unbeschreibbare des höchsten Prinzips ausgedrückt. Später heißt es (3,9,28):

„Das Brahma ist Wonne und Erkenntnis, des Gabenspenders höchstes Gut und des, der absteht und erkennt." [7]

In der Kauçítaki-Upanischad (3,2) belehrt Indra den zu ihm in den Himmel gelangten Pratardana, der um die höchste Erkenntnis gebeten hat:
„Ich bin der Atem (aham sa'âtmâ) (prânah). Als den aus Erkennen bestehenden Âtmâ (prajñâtmâ), als das Leben, als Unsterbliches verehre mich. Der Atem ist Leben, und das Leben ist Atem. Denn solange der Atem in diesem Körper weilt, solange weilt auch das Leben." – „Wenn ein Mensch so eingeschlafen ist, daß er kein Traumbild schaut, dann wird er in diesem Atem zur Einheit..."

Und nun leuchtet wieder das monistische Weltprinzip auf, wenn gesagt wird, daß alle die genannten Wesenheiten, Organe und Objekte voneinander bedingt sind und voneinander abhängig. Alle zusammen sind bedingt durch den Atem, der als Lebensbedingung zugleich Erkenntnisgrundlage ist. Die Vielzahl der Wesenheiten und Objekte „ist keine Vielheit. Wie der Kranz eines Rades an den Speichen befestigt ist, und die Speichen an der Nabe, so sind jene Lebenselemente und Erkenntniselemente am Atem befestigt. Denn dieser Atem ist der aus Erkennen bestehende Âtmâ (prajñâtmâ), ist Wonne (ânanda), ist amrtyah, unsterblich."

Die Atemlehre erringt eine größere Bedeutung als die Lehre vom Brahman, denn diese läßt das Brahman als eine Potenz für sich erscheinen, die zwar als Schöpfungskraft in einem einmaligen Akt in die Elemente eingeht, aber sich wieder zurückzieht. Âtmâ hingegen ist auf das Erkennen festgelegt, das menschliches Leben aus dem unbewußten Stand zum Bewußtsein erhebt.

Im Ganzen gesehen läßt sich in der Philosophie des Veda und damit in den Upanischaden eine erkenntnistheoretische Entwicklung feststellen. Es handelt sich teilweise um uralte Fragen, die aber neu überdacht und in einem neuen Geist beantwortet werden. Nicht mehr auf die Vorstellung von Göttern oder auf Mystik wird zurückgegriffen, sondern man versucht mit philosophischer Klarstellung die Fragen anzugehen.

Auf der Suche nach dem Träger des Lebens stieß man auf den Begriff einer Weltseele, dem Brahma oder Âtmâ, welcher das folgende Denken nachhaltig beeinflußt hatte. Die Welt der Materie erweckt wenig Interesse, Naturkräfte oder kosmische Betrachtungen erscheinen als Entsprechungen von Kräften des menschlichen Körpers. Das Individuum ist die Welt im Kleinen und die Welt das Individuum im Großen.[8]

Demzufolge ist das Weltall in seiner Funktion ein unendlich vergrößerter Mensch.[9]

„Er (Âtma) erwog: ‚Da sind nun die Welten; ich will jetzt Weltenhüter schaffen!' sagte er. Da holte er aus den Wassern einen Purusha (Mann) hervor und ließ ihn stark werden. Den erwärmte er und nachdem er ihn erwärmt hatte, spaltete er den Mund wie ein Ei. Aus dem Mund entsprang die Rede, aus der

Rede Agni; aus der Nase entsprang Prâna, (Einatmen) aus dem Prâna Vâyuh (Wind); aus den Augen spaltete sich ab das Sehen, aus den Gesicht entstand Âditya...."

Sa íkshate me nu lokâ lokapâlân nu srjâ iti/ so 'dya eva purusham samuddhrityâmûrcchayat// 3
tamabhyatapattasya abhitaptasya mukham nirabhidyata yathândam/-
mukhâd vâgvâco'gnir nâsike nirabhidyetâm nâsikâbhyâm prânah..."

(Aitareya Up. I,3)

Glossar:
taptasya des Erwärmten; abhy-a-tapat tasya er erwärmte ihn

Er erwog: Da sind nun die Welten, Weltenhüter will ich (Imperativ) jetzt erschaffen. Nachdem er den purusha (aus dem Wasser) heraufgezogen hatte, ließ er ihn stark werden. Er erwärmte ihn, spaltete den Mund des Erwärmten wie ein Ei. Aus dem Mund (entsprang) die Rede, aus der Rede Agni, aus den beiden geteilten Nasenlöchern der Atem.....

Taittiríya I,3: „Die Mutter ist das vorhergehende Element, der Vater ist das spätere Element, die Nachkommen (prajâ) sind die Verbindung, die Zeugung ist die Weise der Verbindung. "

mâtâ pûrvarûpam / pitottararûpam/ prajâ sandhih/
prajananam sandhânam//

Der Versuch einer idealistischen Welterklärung, wie sie in der Belehrung des Çvetaketu aufscheint, ist nicht weiter verfolgt worden. Dagegen erweitert sich die psychologische Frage nach dem Schicksal des Menschen. Mit der Lehre von der ‚Seelenwanderung' (samsâra) und der Lehre von den Werken (karma) treten zwei Vorstellungen hervor, die im gesamten indischen Denken zur Selbstverständlichkeit geworden sind. Das Problem der Erlösung wird noch nicht aufgeworfen. Man hält Begierdelosigkeit und Glauben als genügende Grundlage der Erlösung.

„Es sind uralte mythische Vorstellungen", sagt Erich Frauwallner, „an die das Denken anknüpft, aber sie werden überraschend schnell überwunden. Eine Fülle verschiedenartiger und kühner neuer Gedanken tritt an ihre Stelle, und einige darunter gehören zum Bedeutendsten und Großartigsten, was indische Philosophie und menschliches Denken überhaupt geschaffen hat...Es ist noch alles im Werden und im Fluß." [10]

Um einen Überblick über die Vielfalt der theistischen Begriffe nicht nur der Upanischaden zu erhalten, ist es geboten, die Themen, welche das göttliche Wesen behandeln, âtman, brahman, Içvara, prajâpati, purusha, kurz aufzugreifen und zu erläutern:

Das Brahman war ursprünglich eine spekulative impersonelle Abstraktion vedischen Gedankengutes. Die Figur eines schemenhaft gezeichneten Gottes Brahman erschien in etlichen Brâhmanas und in den Âranyakas. Man findet ihn im Buddhismus, wo Brahman über die Dreiwelt gebietet mit dem Symbol des silbernen Sonnenschirmes. Im Brahmanismus selbst variiert seine Position. Gewöhnlich befindet er sich im selben Rang wie Vishnu und Çiva. Die ältere Epoche definiert ihn als ursprünglichen Gott, devadeva, Gott der Götter, welche die Welt entwickeln läßt. In ihm liegt die Quelle des Universums, die alle Schöpfung durchfließt und unter der Form Vishnu die Welt überwacht und unter der Form Çiva sie zerstört.

Seine Funktionen sind an sich beschränkt. Außer denen eines Schöpfers, für welche er in sich Brhaspati, Viçvakarman und Prajâpati vereint, regelt er das Karman, das Los der Menschen. Er ist auch der Gott der Sprache. Das Volk stellt ihn dar mit vier Gesichtern, vier Armen, deren Hände die vier Veden halten und noch mit weiteren Attributen.

"Ausgerüstet wie ein Baum hält er sich allein im Himmel auf, und die Welt ist erfüllt von seinem Geist." (Çvet. III, 9)

...Vrksha iva stabdho divi tishtatyekastenedam pûrnam purushena sarvam/
tishtati ekas tena purushena idam   (pûrna erfüllt)

(wie ein Baum stehend ist der Göttliche, er steht allein, durch den Purusha ist alles erfüllt).

Im Brahman hat Âtman seinen Ort, als Mikrokosmos im Herzen wohnend und die ganze Welt als Makrokosmos betrachtend.

Die Aussagen über die Beziehung von Âtma sind vieldeutig. Ihre Dualität von Physischem und Psychischem ist nicht geklärt, da in früher Zeit der Unterschied nicht eindeutig erkannt worden ist, und Pañcaçikha noch das Denken der Materie zuordnete. Jedenfalls macht Brahma einerseits den Eindruck einer universalen, autonomen Potenz (ohne ein Zweites), dann wieder erscheint es als einer untergeordneten Begleitung von Âtman bedürftig, um doch andererseits als Dualität aufzutreten. Die indische Erklärung von der Identität verwirrt das ganze Gedankengebäude vollends. Sobald man versucht sich auf eines festzulegen, ergeben die literarischen Beispiele Zweifel daran.

Selbst Brahman erfährt eine Dualität in einer der ältesten Upanischaden, wenn erklärt wird, es gebe zwei Gestalten des Brahman, die körperhafte un die unkörperhafte, die sterbliche und die unsterbliche, die seiende und die jene.

„Von den Wesenheiten", sagt Hermannn Oldenberg, „die dem All-Einen der Upanishaden den Namen geben, trägt das Brahman, wie schon das Neutrum erkennen läßt, die Natur mehr eines unpersönlichen Fluidums. Das Brahman ist ja im Gegensatz zu Prajâpati nicht aus dem Kreis der alten Götter, sondern aus der weltfüllenden Potenz heraus erwachsen. Das ist ebenso mit dem zweiten der

Wesen, dem Âtman, der noch einen persönlichen Zug an sich trägt. Man möchte sagen, er ist keine Person, aber er ist ein Prinzip der Persönlichkeit. Der Âtman muß das Reich der Vielheit beschreiten, damit er sich manifestieren könne." [11]

Es wird in der betreffenden indischen Literatur auch zugegeben, daß schon früh Meinungsverschiedenheiten bestanden über zentrale Fragen des Verhältnisses von der individuellen Seele zum Brahman. Sarvapalli Radhakrishnan sagt darüber: „Âçmarathya vertritt die Bhedâbheda-Auffassung (Differenzierung) von der Relation der Einzelseele zum Brahman, nämlich: daß die Seele vom Brahman weder absolut verschieden, noch absolut nicht-verschieden sei. Au*d*ulomi ist der Ansicht, die Seele sei bis zu der Zeit der Erlösung, bis sie ganz in Brahman untertauche, von diesem völlig verschieden, und Kâçakrtsna hält die Seele für mit dem Brahma absolut identisch, da sie das Brahman so oder so als die individuelle Seele offenbare." (S. Radhakrshnan, Indische Philosophie II, Darmstadt 1956, S.339)

In das verwirrende Spiel von Brahman und Âtman tritt Hiranyagarbha ein, von dem es heißt, es sei die kosmische Seele, die zwischen Isvara und der Seele des Menschen ihren Platz hat. Hiranyagarbha steht zum Weltall in derselben Beziehung wie die Seele des einzelnen Menschen zu seinem Leib. Hiranyagarbha, nach Macdonell, Name einer kosmischen Kraft speziell der persönlichen des Brahman, ist im Vedânta der Intellekt. Die Vorstellung beruht auf der Annahme eines Weltbewußtseins und einer Weltintelligenz, worüber in der abendländischen Philosophie Hegel seine bekannten Theorien aufgestellt hat.

Das Verhältnis von Âtman und Hiranyagarbha ist schwer zu durchschauen, denn erstes ist die Weltseele, welche auch den menschlichen Leib durchflutet, und zweites der kosmische Intellekt. Hiranyagarbha war in den alten Veden, so im Rig-Veda, der goldene, höchste Gott und Herr über alles Lebendige. Er erscheint im Rig-Veda (X,120) bei der Erschaffung der Welt. Im Anfang erhob er sich aus dem das Weltall umflutenden Wasser und bildete die Welt aus dem Chaos.

In der Atom-Lehre des Vaiçeshika-Systems (In den ersten nachchristlichen Jahrhunderten neben Sâmkhya das führende philosophische System) entsteht Hiranyagarbha, das Welteneü, durch den bloßen Gedanken Gottes (abhidhyâna-mâtrât, Denken- nur). Daraus erschafft Gott die Welt und den Brahmâ, der die Schöpfung weiter betreut. Er erschafft Manu, die Götter, die Menschen und die vier Kasten, sowie die anderen Lebewesen. Aus dem Bereich objektloser Alleinheit, in dem nach Yajñavalkya Bewußtsein des Subjekts ausgeschlossen war, übergibt die Upanischade das neutrale Brahman einem anderen Bereich, in dem es in die maskuline Rolle schlüpft und die Attribute eines persönlichen Gottes annimmt. Er ist nicht gleich den alten Göttern des Vedaglaubens, sondern umgeben von Hunderten von Dienerinnen in einem Palast thronend.

Der Kompaß durch das Gewirr der Benennungen und Zuständigkeiten von Brahma und Âtman könnte die historische Berücksichtigung sein. Die Lehren der verschiedenen, sich widersprechenden Schulen, ihre gegenseitigen Widerlegungen zeigen die Schwierigkeit, einen festen Ort zu finden, zumal das Thema mit populären Vorstellungen überlagert wurde.
Aber hier steht die indische Religions-Philosophie nicht allein. Auch das Christentum hat für den Außenstehenden unbeantwortete Fragen, deren Lösung autoritär bestimmt worden ist. Angefangen mit der Auseinandersetzung zwischen Arius und Arianus, ob Jesus nun Gottes Sohn sei oder Mensch, wo doch dessen Dualität den Zuschlag des Konzils erhielt.
Ferner der Streit um die Auslegung des Abendmahls zwischen Luther und Zwingli, wo es um den Konjunktiv oder Indikativ der Aussage ging.
Es ließe sich bei letzterem eine gewisse Ähnlichkeit mit den Lehren der indischen Kosmologie herstellen. Der allgegenwärtige, schöpferische Brahman durchdringt alles Geschaffene in der Welt, so kann dann behauptet werden, „Ich bin Brahma – brahmâsmi" !
Die Kraft des göttlichen Christus ist potentiell in allem, so auch im Brot des Abendmahls, so daß gesagt werden kann, „Dies ist mein Leib".
Die Çvetâçvatara Upanishad versucht im ersten Kapitel aus dem Dualismus von Brahma und Âtma durch Vermittlung eines dritten Faktors einen Kompromiß und bereitet so den Weg des Theismus. Brahman ist eine Triade geworden und fungiert als Erwecker, Seele und Natur mit deren Wechselseitigkeit.
Brahman setzt sich nun zusammen aus „Bhoktri", dem „experiencer of joy and pain" [12] oder dem „jouisseur qui est par nature infini, inactif" [13], dem „Bhogya", dem Objekt des Bhoktri, der ursprünglichen, anfanglosen Natur und dem „Preritri", dem „Anstifter", auch als Gott verstanden.
(Beachte: Bhog – polnisch Bog, slowakisch Boh, tschechisch Bůh, Gott)
Danach wäre Brahman ein dreifacher Sammelbegriff, der letzten Endes für ähnliche Verwirrung haftet, wie die christliche Trinität.

[udgítam etat paramam tu brahma tasmimstrayam supratishthâksharam ca/...Çvet. I,7]

(Dieses besungene höchste Brahma, in dem die Triade wohlgefestigt und unvergänglich ist.)

Renou ergänzt zu Triade: Seele, Welt, Gottheit.
Ferner:
" bhoktaram bhogyam preritâram ca matvâ sarvam proktam trividham brahmam etat." Çvet. I,12
„Quand on a réalisé le jouisseur (bhoktaram), l'objet de jouissance (pradhâna) et l'incitateur (Le dieu suprême), tout a été dit, c'est lá le triple brahman."

„Nous assistons ici à une orientation différente de la conception de l'identité du microcosme et du macrocosme." (Renou, p.11)
In gewissen älteren Upanishaden vereinigt sich Âtman als die innere Kraft mit Brahman der Kraft der äußeren Welt, um sich mit ihm zu identifizieren. Es ist dieselbe Kraft Çakti in allem. Um sich mit dem obersten Prinzip zu identifizieren, hat Âtman nicht mehr das Vermögen die kosmische Evolution zu erwirken, vielmehr ist dieses allein zur Gottheit zurückgekehrt.
Bhogya, als zu gebrauchende Natur des Bhoktri, erhält eine gewisse Autonomie, „un problème difficile va se poser à l'Upanishad." (Renou, p.12) Es sollte Gott nicht identisch sein mit der Natur. Zwischen Gott und er Natur wurde die vermittelnde Kraft Çakti gestellt. Svaguna–devâtma-çakti wird als das persönliche Vermögen Gottes bezeichnet, verborgen in seiner Art und Weise. Nach Renou ist dies das erste Mal in einer Upanischad so ausgedrückt. Çakti führt aus, was Gott veranlaßt. Er bleibt der Grund der Bewegung, der Initiator, der die Natur zu ihrer Entwicklung anstößt. Er bewegt das Rad der Welt und bestimmt das Ende des Lebens der Kreaturen.
Daneben erscheint Îça, als Beifügung von Çiva, der die Emanation der Kreaturen veranlaßt und deren Untergang. Dann taucht Rudra auf, im Schwarzen Yajur-Veda an die Spitze der Götter gesetzt, ist der Gott des Sturmes und der Epidemien, in späterer Zeit identifiziert mit Agni und dann mit Çiva. Er ist der Beschützer der Kreatur und hat alles Sein erschaffen. Am Ende der Zeit verschlingt er alles. Er ist die Ursache der Entstehung der Götter, der Herr aller Dinge. Er hat in früher Zeit Hiranyagarbha erschaffen.
„Die Welt, in der wir hier leben, hat ihren eigenen Geist", sagt Radhakrishnan, „und dieser Geist ist Hiranyagarbha." [14]
Diese Weltseele hat in den Upanischaden verschiedene Namen wie Kârya-Brahmâ, der Gott der geschaffenen Natur, welcher die Gesamtheit der Natur symbolisiert.
Zum Unterschied von Kârya-Brahmâ fungiert der wirkende (Hilfs-) Gott Kârana- Brahmâ des Içvara. Er ist die wachsende und wirkende Kraft in der Natur.
Brahman wird auf die kosmische Seele, Hiranyagarbha, zurückgeführt, welche zwischen den Menschen und Içvara steht.
Die Auffassungen von Brahman sind abgesehen von historischen Interpretationen auch unter den Lehrmeinungen verschieden. So informiert Renou in einer Anmerkung zu den Upanischaden: „Il est parfaitement clair, que le *brahman* de Gaudapâda n'est rien que ‚citta' ou ‚manas' (Denken) dans un certain état, c'est-à-dire, quand il est complètement réprimé, tandis que selon les Vedântistes, le *brahman* est quelque peu au-dessus et autre que citta ou manas."[15]
„Brahman ist das einfache, persönliche, völlig in sich beschlossene Eine", so Radhakrishnan, „neben dem es nichts anderes gibt. Einmal wird er als Schöpfer,

Içvara, ein andermal als das Erschaffene, Hiranyagarbha angesehen.... Das höchste Selbst jenseits von Ursache und Wirkung ist Brahman, aber sobald es selbstbewußt wird und ihm damit eine Nicht-Ich entgegensteht, erhalten wir den Içvara." (145)
Radhakrishnan stellt eine kosmisch-genealogische Tabelle auf, in welcher der Zusammenhang und die Beziehung von Brahma deutlich werden soll: Kosmos – Weltseele (Hiranyagarbha) – Ichbewußtsein (Içvara)– Brahman (Ânanda).
Aus der Vielzahl der personifizierten Gottheiten und Hillfskräfte, von denen allein die Söhne Rudras, die Maruts, bis 33 an der Zahl betragen sollen (Macdonell, S. 256), muß, um den Überblick nicht zu verlieren, sich zum Ausgang gewendet werden.
Die Upanischaden erläutern einen persönlichen, zugänglichen Gott, den der Mensch ohne Umschweife erreichen könnte unter der Form der universellen Weltseele, die sich auch im Menschen verborgen vorfindet. Diese spirituelle Seelen-Kraft, wird Âtman genannt. Gott wird erlebt als eine gegenwärtige dynamische Kraft in der individuellen Seele. Er wird dualistisch gesehen als Anreger zum Genuß und als dessen Dämpfer, der durch Askese die Sinne zähmt und zur Erlösung führt.
Auch hierbei wieder ist von einer universellen Kraft die Rede, die in einen Dualismus mündet, sobald diese Kraft durch die Brille der Aspekte betrachtet wird. Der Mensch hat in sich den Drang zur Vereinfachung, so daß immer alles auf Eins zurückgeführt wird. Hat er endlich eine Weltformel gefunden, die aus zwei kontroversen Größen besteht, gibt er sich damit nicht zufrieden und entnimmt aus dem Konstrukt seines Geistes, die logische Forderung, daß die Zweiheit zurückverfolgt, zur Einheit führe. Wobei die Logik darin besteht, daß schließlich Eines die Zweiheit geschaffen haben müsse. Doch von hier an ist Schweigen, denn das Eine wird als unzugänglich erklärt, und der Mensch resigniert aufgrund seiner Beschränktheit, denn das Eine kann auf nichts zurückgeführt werden.
Der logische Schein, wie Kant sagt, (KrV, B 353) verführt zu Schlüssen, die irrtümlich von der empirischen Welt in das Unbegreifbare übertragen werden.
Die Advaita-Philosophie behauptet die Identität von Brahma und Âtma und bewirkt durch den gelegentlichen Austausch der beiden Fakten eine gewisse Verwirrung im Verständnis, auch ist eine klare Abgrenzung nicht immer vorhanden. Um den Monismus zu stärken, ist einmal das eine, das anderemal das andere der Ausgang der Gedankengänge. Aus der Geschichte übernommen und zögerlich eingesetzt ist der Begriff eines „Übergottes" , (supreme god), der das eigentliche monistische Prinzip verkörpern soll. „Er schuf sich selbst".
In den späteren Upanischaden bildet die Identifikation Brahman-Âtman die Grundlage der Lehre. Jedoch im Hinblick auf die frühen Schriften wird der Grundsatz abgeschwächt, und die ritualisierten Mythen haben sich vermindert. Die Materie erscheint als ein autonomes Prinzip und verschiedene Texte

verweisen Brahman/Âtman in die Materie, zu der auch die individuelle Seele wie die universelle und höchste Seele gehören. Die Seele ist an die Materie des Körpers gebunden, und die psychischen Funktionen sind davon abhängig. Von der Atemtheorie ist man aber abgekommen und ersetzte sie durch die Lehre von den vier Zuständen, deren höchster einfach mit der Ordnungszahl *caturya* bezeichnet wurde. Es ist die Phase der Vereinigung der Seele mit Brahma, das heißt befreit zu sein von Âtman, vom Ich.

In der Çvetâçvatara Upanishad ist die Bezeichnung Gott gleichgesetzt mit Brahman. Er ist die antreibende Kraft des Weltenrades Brahmans. Zusammen mit dem Universum und der Weltseele erscheint dann ein dreifaches Brahman (Erwecker, Seele und Natur)

Die Upanischaden haben Ideen des Sâmkhya sporadisch in sich aufgenommen. Es ist aber nicht einfach, den Zeitpunkt zu bestimmen, ob das System schon organisiert war oder ob es sich um Vorformen handelt, jedoch der Einfluß des klassischen dualistischen Sâmkhya ist deutlich zu erkennen.

Um die Beziehung zwischen Brahman und Materie zu erläutern, greift man gewöhnlich auf die Evolution zurück, bei der verschiedene Faktoren, materielle, psychische und transzendente aufeinandertreffen. In der Çvetâçvatara Upanishad erscheint *pradhana* zur Bezeichnung der Materie, die parabolisch als dreifarbige 3-Gu*n*a- Ziege dargestellt wird.

In den theistischen Philosophien hat Brahman die Bezeichnung *Bhagavant* oder *Içvara* (Herr) überkommen, die oft mit „para" überhöht wurde, so „parameçvara". Solches erweist sich als gefühlvoller Volksausdruck, dessen erstes literarisches Erscheinen wie Vishnu, Çiva oder Çakti auf die mittleren Upanishaden zurückgeht.

Die Bezeichnung „parameçvara" für einen höchsten Gott ist nur teilweise in einem transzendenten Maßstab gemeint gewesen, sonst aber war sie gedacht für einen immanenten Gott. Überhaupt ergibt sich daraus ein Zusammentreffen zweier Aspekte, die zur religiösen Polarisierung beigetragen haben. Allgemein neigte sich die Tendenz zu einem persönlichen Gott, auch aufgrund der Lehre von der Gottesliebe, Bhakti, die ein neues Element des Glaubens einführte.

In der Chândogya-Up. ist eine Entwicklung des Begriffes von Selbst, âtman, zu beobachten. Es durchschreitet verschiedene Stufen, vom körperlichen, über das metaphysische bis zum absoluten Selbst. Im Zwiegespräch zwischen dem Lehrer Prajâpati und dem Schüler Indra wird die wahre Natur des Selbst erörtert. Es überdauert alle Veränderungen und bleibt unverändert, sei es im Wachen, Träumen und Schlafen, bei Tod, Wiedergeburt und endlicher Erlösung. (Chândogya-Up., III, 7,1)

Das Selbst oder das Ich ist nur Subjekt und kann niemals anschauliches Objekt werden.

3. Çvetâçvatara-Upanishad und das Sâmkhya

Diese Upanischad wird als die Quelle der Sâmkhya – und Yoga-Lehre bezeichnet mit der hervorzuhebenden Stelle von den Daseinsfragen. Bereits in der altbuddhistischen Literatur sind diese Fragen anzutreffen. Von Einem Gott ist die Rede (Içvara), der in Sein und Handeln Allmacht und Gnade verkörpert.
Das jenseitige Absolute und das Diesseitige, zwischen beiden der erlösungsuchende Mensch, erhält ein Drittes, den persönlichen Gott. Diese Dreiheit ist Brahman.
Im 2. und 5. Kapitel dieser Upanischad wird auf die Besonderheit und Gemeinsamkeit mit dem Sâmkya hingewiesen. Auch die Upanishad verfolgt dasselbe System von den zwei gegensätzlichen und doch komplementären Welt-Fakten. Die Upanischad berichtet von der Evolution der Welt, die nicht von einer Gottheit erschaffen wurde, sondern sich nach inneren Gesetzen entwickelndes Geschehen ist. Neben der Urnatur, pradhâna, wie im klassischen Sâmkhya, zeigt sich aber letzten Endes die Rückkehr zu einem obersten Prinzip, das gleichzeitig Mittel zur Konzentration auf den Âtman ist, wie wir es im Yoga vorfinden. Wenn die Upanischad den Dualismus des Sâmkhya aufnimmt, von der Natur und der Vielzahl der „Geistmonaden" (Purushas), überträgt sie dies auf eine übergeordnete Einheit. Die Dualität von Natur und Purusha (Geist-Seele) wird zu einer Triade: Gott, Seelen und Welt.
Wie das klassische Sâmkhya verwendet die Çvetâçvatara die Begriffe pradhâna und prakrtih, um Materie zu bezeichnen. Pradhâna enthält alle Gründe der Manifestation: svabhâva, Selbstwerden der Natur, kâla, Zeit, niyatih, Notwendigkeit und Zufälligkeit, yadrcchâ.
Die Natur ist für die Upanischad ewig, unentstanden und Objekt der Erfahrung. Der Begriff „trivrtam", (Dreiergegend, Dreidimension, dahin wo die Seele wandert, die drei Sphären der Wiedergeburt: göttliche, menschliche, tierische) sind analog den drei Gunas. Allerdings erwähnt die Upanischad noch nicht die Eigenschaften der Gunas mit sattva, rajas, tamas. Sattva behält noch die Vorstellung von Sein und tamas von Dunkelheit. Im Kapitel Çvet. V/7 wird die Verbindung der drei Gunas mit dem Karma (Schicksal) erwähnt. (Gunânvayo yah phalakarmakartâ krtasya tasyaiva sa copabhoktâ...)
„Die Gunaverbindung, welche Veranlasser der Früchte des Karmas und des Täters ist..."
Aliette Silburn übersetzt frei: Doué des trois modes, agent de l'acte [Guna und Karman] qui porte fruit, ...[1]
Eine Anzahl von Begriffsvergleichen gibt Louis Renou :
Trivrtam, das dreifache Sein, belegt mit den drei Farben rot, schwarz, weiß, die wahrscheinlich die Elemente Feuer, Wasser und Erde bilden, wird verglichen mit den drei Komponenten, trigunas, der Natur des Sâmkhya, sattva, rajas, tamas.

Trimârgabhedam, der dreifache Weg, eine Anspielung auf trivartman (Çvet. V,7), führt durch die drei Sphären der Wiedergeburt oder bedeutet den Weg der Erlösung, der Erkenntnis, Meditation, Askese und bhakti, Verehrung oder Gnade (prasâda).
Die Upanischad verteidigt den Monismus und klärt den Irrtum der Zweisichtigkeit auf: weil dvinimittaikamoham, (dvi-nimitta-ekamoham) die Verirrung in den Doppelaspekt von dem Einen, von Natur und Seele (purusha), durch die rasche Umdrehung des Rades Brahmans als Erzeuger der Illusion, glauben läßt, es bestünde ein Dualismus.
Mit Samkalpa, Einbildung oder Wunsch als Schöpfer des Irrtums, ohne Gott auszukommen und nur mit der Natur verbunden und das Gefühl zu haben, Schöpfer und Nutznießer zu sein, warnt die Upanischad.
Sâmkhya dagegen hebt das Ahamkâra, das Ichbewußtsein, in den Vordergrund und hält im klassischen Tenor am Atheismus und am Dualismus fest.
Dazu sagt die Çvetâçvatara-Upanishad: VI/1
Svabhâvam eke kavayo vadanti kâlam tathânye pari (mudya) mudha mânâh/
devasyaisha mahimâtu loke yenedam bhrâmyate brahmacakram//
"Einige Weise, die der falschen Meinung sind, sagen die Natur selbst, so wie andere die Zeit ..(sei der Grund der Welt), aber es ist die Größe Gottes welche in der Welt das Rad des Brahmans in Bewegung setzt ".
Hierin deutet sich an die Auseinandersetzung zwischen den verschiedenen Lehrmeinungen, wobei die Upanischad als Zeuge auftritt. Sie setzt sich andererseits auseinander sowohl mit der orthodoxen Tradition als auch mit den häretischen Schulen.
Der ewigen, unpersönlichen und starren Art des Brahman der Veden, welche die Lehrer des Brahma, die Brahmavâdin, verkünden, setzt die Çvetâçvatara Upanishad die Dynamik Çivas entgegen, dessen Attribut die Zeit ist. Er ist die Zuständigkeit der Zeit in der Welt, Erhalter und Vernichter.
„Le brahman tend ainsi à s'identifier à Siva, l'héritier des attributs de kâla, le temps créateur et destructeur universel." [2]
„Durch sein Vermögen und durch die Gnade Gottes hat der Weise Çvetâçvatara das Wesen des Brahma den Âçramadurchschrittenen erklärt (sowie) die vollständige Reinigung, welche die Gemeinschaft der Rishis zufriedenstellt." (Çv. VI,21):
--tapahprabhâvâddevaprasâdâcca brahma [â]ha çvetâçvataro 'tha vidvân /
aty-âçramibhyah param pavitram provâca samyag rshi-samghatushtham //
Renou übersetzt: "Par le pouvoir de son austérité et par la grâce du dieu, en vérité le sage Çvetâçvatara a ainsi révélé comme il convient le brahman à ceux qui ont franchi les âçrama, la purification suprême agréée par l'ensemblée des voyants."
Die Affinität zwischen purusha und karman, zwischen Mensch und Schicksal

löst die Upanischad mit dem Hinweis, daß Gott das karman dem purusha anpaßt, wogegen für Sâmkhya darin ein Problem bestehen bleibt. Die Aktivität der Gunas und purusha haben keinen logischen Zusammenhang, nur durch die adaptierende göttliche Kraft (çakti) in der Upanischad wird die Verbindung verständlich.
Das führt schließlich zum Problem des Verhältnisses von Psyche und Physis. Beide als Einheit zu sehen, ist nach Sâmkhya Verirrung. Nach der Çvetâçvatara liegt der Grund der trennenden Sicht im Doppelaspekt (dvinimitta –[moham]).
Die Natur bindet mit den dreifachen Gunas die Seele an samsâra, den Wiedergeburtenrundlauf, und die Seele wird durch die Materie verblendet, was zur Folge hat, daß sie den jenseitigen Gott nicht mehr sieht.
Wieso klammert sich die Seele an das Materielle ? wird gefragt. Der Grund hierfür ist nach der Upanischad das Vermögen der Seele, sich am Materiellen zu erfreuen, und der Schöpfer der Freude ist aber Gott.
Jedoch wäre es falsch, Gott für die materialistische Einstellung verantwortlich zu machen. Er versetzt das Rad der Welt in Bewegung, aber bleibt selbst unerkennbar hinter den Fäden der Illusion. Nur die Überwindung des Nichtwissens der Zusammenhänge von Mâya und Pradhânam, der unentwickelten Natur, sagt die Upanischad, bringt Erlösung von der falschen Ansicht, Natur und Seele seien ein Verschiedenes.

II. Systematik des Sâmkhya

1. Fragen nach dem Geheimnis der Welt

In den zu den älteren Veden zugerechneten Upanishaden findet sich nach Oldenberg kein Hinweis auf das Sâmkhya, wogegen in den späteren sich Sâmkhya –Ideen vorfinden. R. Garbe sagt: „Es ist mir aber doch im höchsten Maasse wahrscheinlich, dass das Sâmkhya-System als Ganzes vor dem Auftreten einzelner Sâmkhya-Lehren in der brahmanischen Literatur fertig war. Denn die Einheitlichkeit und Folgerichtigkeit des Systems sprechen nach meiner Ansicht dafür, dass dieses nicht allmählich innerhalb einer Philosophenschule, sondern im Kopf *eines* Mannes entstanden ist." [1]
Der Ausdruck ‚sâmkha' ‚als Adjektiv verstanden, verweist auf etwas Gezähltes. Als Neutrum gilt es bezüglich auf ein dualistisches, philosophisches System, das sich die Erlösung von Leid und Wiedergeburt zum Ziel gesetzt hat.
Als Begründer des Systems wird in der Sanskrit-Literatur Kapila genannt, um den sich im Mahâbhârata und Râmâyana legendenhafte Erzählungen ranken. Buddhistische Texte bringen ihn mit der Stadt Kapilavastu in Verbindung, was eine gewisse Beziehung zum Buddhismus veranschaulicht.
Kapila ist eine historisch umstrittene Persönlichkeit, die nach manchen

Historikern als Urheber des Sâmkhya erfunden wurde. Im Mahâbhârata (XII, 218, 14) erscheint Kapila als Pan-en-theist, ebenso in den Purânas in der All-Geist-Lehre, was dem klassischen Sâmkhya widerspricht. Wahrscheinlich lebte Kapila in der Mitte des sechsten Jahrhunderts vor unserer Zeitrechnung und vor dem Auftreten Buddhas, daraus erschließlich, weil der Buddhismus vieles vom Sâmkhya übernommen hat. Kapila selbst hat nichts Schriftliches hinterlassen. In der Sâmkhya-Kârikâ wird ausdrücklich darauf verwiesen, daß ein Weiser (paramarishi), gemeint ist Kapila, das Sâmkhya - System vollständig erläutert hatte.

purušârthajnânam idam guhyam paramaršinâ samâkhyâtam /
sthityutpattipralayâç cintyante yatra bhûtânâm// Kâr. 69

„Das geheimnisvolle Wissen um die Bedeutung des Purusha ist durch den großen Weisen erläutert worden, wie die Existenz, die Entstehung und die Auflösung der Elemente zu denken sind."

„Etat pavitram agryam munir âsuraye 'nukampayâ pradadau/
âsurir api pancaçikhâya tena ca bahudhâ krtam tantram //
Kâr. 70

„Dieses geheiligte, reine (Wissen) übergab der Weise mitleidsvoll Asuri. Asuri wiederum gab es Pancaçikha und mit ihm ist in vielen Teilen die Lehre entstanden. "

In „Encyclopedia of Indian Philosophies" wird berichtet: „In the Mokshadharma and Bhagavadgíta of the Mahâbhârata, Kapila and Âsuri are regulary mentioned as important precursors of the Sâmkhya tradition, but there is no uniformity whatever about their identity or about their views."

Pañcaçikha gilt als der Lehrer von Sâmkhya und Yoga, als beide Systeme noch nicht getrennt oder unterschieden waren. Obwohl beide im Entwicklungsprozeß anfänglich ihren Ort hatten, besteht keine metaphysische Gemeinsamkeit.

Er gehört zu den geistigen Söhnen Brahmâs, die bei der Weltschöpfung mitwirkten und soll die verschiedenen Wundertaten vollbracht haben. Das läßt alles nicht darauf schließen, daß es einen historischen Kapila gegeben hat, sondern spricht eher dafür, daß man in späterer Zeit, als man nach einem Urheber des Sâmkhya suchte, dieses mit dem Namen des berühmten Rishis (Sehers) verknüpft hat. Selbst wenn aber ein später mit der Sagengestalt verschmolzener Denker namens Kapila der Urheber des Sâmkhya gewesen ist, würde sich daraus noch nicht ergeben, daß dieser Kapila das atheistische Sâmkhya gelehrt hat." [2]

Die Zuweisung eines Kapila in den Texten der Çvetâçvatara-Up.5,2 zum Sâmkhya ist zweifelhaft, da der Zusammenhang der Upanischad Kapila als Theisten ausweist. „Auch die Gítâ würde bei ihren heftigen Ausfällen gegen die, welche ‚die Welt ohne Annahme eines Içvara erklären wollen'(16, 8) nicht (10, 26) Kapila als den besten der vollendeten (Siddha) angeführt haben, wenn er den Gottesglauben bekämpft hätte." (Glasenapp, ebd.)

Die Auseinandersetzung um Kapila wird schwierig, wenn es sich herausstellt, daß es sich um zwei verschiedene Personen mit gleichem Namen handelt. Shankara (788-820) "behauptet sogar, der wegen seiner Weisheit gepriesene Kapila sei ein anderer Mann gewesen als der Stifter des Sâmkhya". (Glasenapp, S.201)

Der Name Sâmkhya erscheint erst relativ spät in der Literatur der jüngeren Upanischaden und dem Mahâbhârata, obgleich dem System ein hohes Alter nachgewiesen werden kann. Der Name leitet sich ab von „Zahl" und bedeutet Aufzählung, aber auch Unterscheidung, Erwägung. Wahrscheinlich hat die methodische Aufzählung von 25 Prinzipien dazu beigetragen, diesen Namen dem System beizugeben.

Durch die Erkenntnis und Unterscheidung der vom Sâmkhya angegebenen Prinzipien (tattvâni) erhoffte man sich die Welterklärung und das Auffinden der letzten Realität.

Im Laufe der Zeit trat eine Umdeutung des Wortes auf, die als „methodische Erschließung, Unterscheidung" den Charakter besser zur Geltung brachte. Unterscheidung deshalb, weil das Sâmkhya eine strikte Unterscheidung von Geist und Materie lehrte. (Manche Gelehrte sind der Überzeugung, daß „Erwägung, Überlegung" das Wort Sâmkhya besser träfen.) Die Literatur der Anfänge des philosophischen Sâmkhya ist nicht mehr vorhanden, allein gewisse Passagen im Mahâbhârata und in den späteren Upanischaden, als das Sâmkhya in Blüte stand, weisen darauf hin. In der epischen Zeit galt es als eine Methode zur Gewinnung der Erlösung durch Wissen.

Das Mahâbhârata erwähnt 3 Sâmkhya-Schulen. 1. Diejenige Richtung, welche nur 24 Prinzipien des Weltenbaues kennt. 2. das klassische Sâmkhya-System mit 25 Prinzipien. 3. Eine theistische Schule mit 26 Prinzipien, von denen Isvara eine Art Über-Purusa ist. Letzteres ist in einer großen Zahl von epischen Texten, so in den Purânas zu finden.

Das Sâmkhya erfaßt die Welt als Verbindung kleinster Teilchen, die beweglich genug, ein im Fluß befindliches Weltall begründen. Mit der Theorie des atomistischen Pluralismus, der die Welt bewegenden steht uns etwas völlig Neues entgegen, dagegen ersieht das System des Nyâya-Vaiçeshika, die Welt in starren Kategorien. An Stelle der Starrheit des Schöpfungsgeschehens steht der Evolutionsgedanke, mit dem die Doktrin des Schöpfungsmythos untergraben wird. Die Welt ist ein Ergebnis einer Wechselwirkung von unzähligen Möglichkeiten der Natur. Sâmkhya sieht in der Unterscheidung von Geist und Materie, Purusha und Prakriti, von Subjekt und Objekt eine Vorwärtsentwicklung der Philosophie.

R. Garbe sagt dazu: „In Kapilas Lehre wurden vollkommene Unabhängigkeit und Freiheit des menschlichen Geistes und sein volles Vertrauen in die ihm eigenen Kräfte zum ersten Male in der Weltgeschichte dargestellt."[3]
„Das älteste Sâmkhya", so H. v. Glasenapp, „ist also als ein vervollkommneter Vedânta zu charakterisieren. Dieser Umstand bietet eine einleuchtende Erklärung dafür, daß in den mittleren Upanishaden, in der Gíta und anderen Abschnitten des Epos, in den Purânas und bei Caraka Vedânta und Sâmkhya nicht als Gegensätze erscheinen." (Glasenapp, 203)
Erich Frauwallner fügt hinzu: „Wir haben also im Mokshadharma, [Erlösungslehre] einen einst angesehenen und weitverbreiteten Text gefunden, welcher eine Lehre enthält, die alter epischer Zeit angehört und ihrer Heimat und Entstehungszeit nach der Lehre des ältesten Buddhismus nicht sehr fernstehen dürfte. Diese Lehre zeigt noch enge Beziehungen zu den ältesten Upanischaden und läßt sich größtenteils ungezwungen aus der Lehre Yâjñavalkyas ableiten. Vor allem hat sie einige Gedanken der Yâjñavalkya-Lehre in eigenartiger und bedeutender Weise weiterentwickelt. Und alle diese Weiterbildungen zeigen eine Form, die deutlich auf das spätere Sâmkhya-System hinleitet." Frauwallner sieht darin „die Urform des späteren Sâmkhya-Systems".[4]
Unter Sâmkhya verstand man im allgemeinen ein durch die Evolutionstheorie erweitertes Vedânta, oder es wird beschrieben als ein monistischer Spiritualismus, in dem der Paramâtman maßgebend ist für die Einheit alles Geschehens. Der Jäger und das gejagte Tier sind Eines.
Neben dem klassischen Sâmkhya Kârikâ des Içvarakrishna (350-450) gibt es eine unzählige Reihe von Abhandlungen, die von 100 v. Ch. bis ins 20. Jahrhundert reicht. Darunter Gaudapâdas „Bhâshya' (ca. 500-600), Vâcaspati Miçras Sâmkyatattvakaumudí (ca. 850 oder 975) bis Srí Râma Pândeyas Sâmkhyarahasya (1975).
Das genaue Datum von Içvaras Sâmkhyakârikâ ist nicht bekannt, aber der Text wurde in der letzten Periode seines Schaffens zusammen mit dem Kommentar von Paramârtha 557-569 ins Chinesische übertragen.
„It must be admitted, however, that the date for a so-called, normative' Sâmkhya – the term, normative' referring to the Sâmkhya system as reflected in the Sâmkhyakârikâ – may be older than Içvarakrishna. The Sâmkhyakârikâ by his own admission is only a summary account of an older tradition or text called shashtitantra, and it could well be the case that Içvarakrishna in his Sâmkhyakârikâ is summarizing an old normative Sâmkhya system that predates both Vârshaganya and Vindhyavâsin.[100-300 n.Ch.]"[5]
[„Es muß hinzugefügt werden, wie auch immer, daß die Zeitangabe für das sogenannte ‚normative' Sâmkhya – der Terminus ‚normativ' bezieht sich auf das in der Sâmkhya-Kârikâ geltende System – wahrscheinlich älter ist als das

des Içvarakrishna. Die Sâmkhya-Kârikâ ist nur eine Zusammenfassung einer älteren Tradition oder eines Textes, genannt „shashtitantra", und es kann sehr wohl der Fall sein, daß Içvarakrishna in seiner Version ein altes Sâmkhya-System zusammenfaßt, das beide, Varshaganya und Vindhyavâsin, (100-300 n.Chr.) vorwegnimmt."][6]

Das von Içvarakrishna gelehrte Sâmkhya, Sâmkhya-Kârikâ, aus der Zeit um 560 n. Chr. eröffnet ein Weltverständnis von Urnatur und einer Vielheit von Geistmonaden, welche nicht aus einem gemeinsamen Urgrund abgeleitet werden können. Die wichtigsten Kommentatoren der Kârikâ sind Mâthara, Gaudapâda und der im 9. Jahrhundert lebende Vâcaspatimiçra mit dem „Mondschein der Wahrheit (des Sâmkhya)" (Tattva kaumudí).

„Bei der Unklarheit der epischen Texte und dem wirren Durcheinander verschiedener Lehren, die in ihnen vorgetragen werden, ist es kaum möglich, aus ihnen die Vorgeschichte des klassischen Sâmkhya zu rekonstruieren." (Glasenapp, 205)

In den ersten Jahrhunderten n. Chr. existierten bereits eine Reihe von Sâmkhya-Schulen, die teils panentheistisch-monistisch waren, wie die Upanischaden, teils einen Schöpfer, Içvara, und die Vielheit von Einzelseelen annahmen, oder wie das klassische Sâmkhya eine Urnatur (prakriti) und eine Vielheit von Geistmonaden (Gunas) lehrten.

Der Sammelname Sâmkhya besagt nur, daß alle diese Schulen Weltprinzipien aufzählten und daraus die Evolution ableiteten. Von all den Variationen von Lehrmeinungen hat in der Folge diejenige des Içvarakrishna durch Prägnanz und Folgerichtigkeit der Gedanken die größte Bedeutung erlangt.

Der prinzipielle Unterschied zu den Upanischaden besteht darin, daß das klassische Sâmkhya keinen Urgrund von Prakriti und Purusha mit einem Initiator des Weltgeschehens angibt und dieses durch ein immanentes Gesetz sich selbst regelt. Alle Wirksamkeiten werden auf zwei Prinzipien zurückgeführt. Dadurch hat sich ein dualistisches, unpersönliches System ergeben, das an der Ethik des Kreislaufes der Wiedergeburten festhält und Erlösung in Aussicht stellt. Dem Wesen des Sâmkhya gemäß, wird eine logische Ordnung aufgelistet, die sich in der Lehre von den vierundzwanzig Seiendheiten (tattvas) niederschlägt.

Der Atheismus wird in der Kârikâ nicht explizit erwähnt oder gar begründet. Nur in den Kommentaren (Gaudapâda) finden sich Hinweise darüber, daß die Welt nach ihren eigenen Gesetzen entstanden ist und sich erhält.

Im Kârikâkommentar 61 wird gefragt:
"Andere nennen die Eigeninitiative (als Grund der Weltgestaltung) – Wodurch sind die Schwäne so weiß und wodurch sind die Pfaue so bunt ?" Die Antwort lautet: „ - eben durch ihre Eigeninitiative".

apare svabhâvakâranakâ bruvate/ kena çuddhíkrtâ hamsâ mayûrâh kena citritâh
svabhâvenaiveti [Kâr. 61]

Im Mahâbhârata wird auf die Eigenverantwortung hingewiesen:
Der Unwissende, der Unfähige, (meint) die Seele ginge von Içvara genötigt je nach dem Zustand von Freude und Schmerz in den Himmel oder die Hölle ein. Im Gegenteil, die Ursache hierfür ist die eigene Disposition.

Ke cid ísvaram kâranam bruvate/ ajño jantur aníço 'yam âtmanah
sukhaduhkayoh/ íçvaraprerito gacchet svargam narakam eva vâ
(Mahâbhârata III,30,88) + Kârikâ 61

"Man nennt den Içvara als Grund, für welchen der Unwissende den nicht beherrschbaren Ursprung von Freud und Leid der Seele hält. Der von Içvara Genötigte würde in die Hölle oder in den Himmel gehen."

Die Unmöglichkeit einer Weltschöpfung durch Içvara wird von Gaudapâda, einem Kommentator der Kârikâ, begründet. Es sei undenkbar, daß gunagebundene Wesen aus etwas Gunafreien abstammen könnten.

Vâcaspatimiçra wirft ein, daß ein über Prakriti und Gunas stehender Weltenherr keine Veranlassung habe eine Welt zu schaffen, auch nicht aus Güte zu den Geschöpfen, weil er dann auch der Urheber der Leiden in der Welt wäre. Die Entstehung der Welt und und die moralische Vergeltung aller Taten beruhe auf natürlicher, moralischer Gesetzmäßigkeit. Zudem besteht durch die Anhäufung der zu sühnenden Taten während des Samsâras die Notwendigkeit einer Weltbühne, um zu sühnen und sich zu bewähren. Wären alle Taten im Kreislauf der Wiedergeburten gesühnt, würde sich die Welt selbst aufheben. Das Vorauswissen Gottes läßt J.J. Borges zu der Ansicht verleiten „ehe denn Adam aus dem Erdenstaub erschaffen wurde, ehe die Feste am Himmel die Wasser von den Wassern schied, wußte bereits der Vater, daß der Sohn am Kreuz werde sterben müssen, und erschuf als Schauplatz dieses künftigen Todes die Erde und die Himmel" [7]

„Wie ein Zeichen des Wachsens des Kalbes die Manifestation der sich nicht bewußten Milch ist, so ist das Zeichen der Erlösung der Seele das Offenbarwerden der Urnatur." (Kâr. 57)

vatsavivrddhinimittam kšírasya yathâ pravrttir ajñasya/
purushavimokšanimittam tathâ pravrttih pradhânasya//
(kshíram Milch, pravrttih (f.) Manifestation)

Wird im Sâmkhya der Glaube an einen ewigen Weltherren negiert, so hindert dies nicht, sich eine Vielzahl von den in heiligen Schriften ausgewiesenen Gottheiten vorzustellen. Diese sind nicht von ewig her, sondern aufgrund ihres Karmas entstandene Wesenheiten. Vielleicht vergleichbar mit den buddhistischen Bodhisattvas, den Erlösten, die freiwillig unter den Menschen weilen, um sie zu leiten.

So haben die göttlichen Wesen des Sâmkhya infolge ihrer Verdienste in früheren Leben vorzügliche Reinheit erlangt, so daß sie als besondere Geist-monaden der Erlösung nahestehen.

Die „Vielgötterei" des Sâmkhya erscheint aber auch als Konzession an den Glauben des Volkes. Für die Lehre des Sâmkhya haben diese Gottheiten keine Bedeutung. Sie haben keinen Einfluß auf die Heilsgewinnung und bleiben den Weltgesetzen unterworfen. Vorstellungen aus vedischer Zeit weisen ihnen eine bestimmte Hierarchie zu und unterstellen ihnen gewisse Weltprinzipien.

Die zugegebene Wirksamkeit göttlicher Wesen bedeutet nicht eine Annahme eines ewigen Weltregenten. Vielmehr sind diese Wesenheiten nur Geistmonaden, die sich nicht über das ewige Weltgesetz hinwegzusetzen vermögen. Sie sind in den Kreislauf der Wiedergeburten einbezogen., auch wenn sie eine lange Zeitspanne ihre Domäne innehaben, um in anderer Form neu zu erstehen oder in die Erlösung eingehen.

Mythologische Vorstellung von der Vielzahl der Volksgötter hat im Sâmkhya keine besondere Bedeutung, jedenfalls weniger als in anderen Systemen. Die Frage nach dem ewigen Gott, Nityeçvara, der die Welt geschaffen hat und erhält, stellt sich dem Sâmkhya nicht, denn dieser wird geleugnet und würde dem System widerstehen.

Diese Haltung ist bedingt durch die Lehre, daß die Materie den Trieb zur Entfaltung von sich aus inne hat und durch die Nachwirkung der menschlichen Werke die Natur angeregt wird.

Mit der Leugnung einer höchsten, schaffenden Instanz entfernt sich Sâmkhya vom Geist der Upanischaden und läßt buddhistischen Einfluß erkennen.

Um aber die umsichgreifende Vielgötterei zu steuern, ruft die Upanischad zur Besinnung auf:

„Darum siehet man ihn nicht (den Âtman) : denn er ist zerteilt; als atmend heißt er Atem, als redend Rede, als sehend Auge, als hörend Ohr, als verstehend Verstand; alle diese sind nur Namen für seine Wirkungen. Wer nun eines oder das andre von diesen verehrt, der ist nicht weise; denn teilweise wohnt jener in dem einen oder anderen von ihnen. Darum soll man ihn allein als den Âtman verehren; denn in diesem werden jene alle zu einem." (Brihadâranyaka-Upanishad, 1,4,7)

Paul Deussen sagt: "Der Âtman weiß, daß er die ganze Schöpfung ist, und daß die Götter, deren Verehrung die Leute empfehlen, nur eine Umwandlung seiner selbst sind."[8] Die Unterscheidungskunst und das Gliedern als methodisches Merkmal des Sâmkhya zeigt sich am Beispiel des psycho-physischen Verständnisses.

Angenommen wird eine Polarität von feinstofflichem und materiellem Körper. Erster hat die Fähigkeit der Wiedergeburt, der zweite ist der Einmal-Existierende als von Eltern geboren.

Es gibt demnach ein inneres Organ (antahkara*n*am), welches Intellekt,

Selbstheit und Verstand verkörpert. Das innere Organ ist Ausgang eines dreizehnteiligen Vermögens, hevorgehend aus dem dreiteiligen inneren Organ zusammen mit den fünf Sinnen und deren fünf Fähigkeiten. Die dreizehn Vermögen mit den fünf feinstofflichen Sinnen ergeben den 18 fachen feinstofflichen Körper (lingaçaríra), der überdauert und eine gewisse Reihe von Wiedergeburten durchmacht, eingebunden in äußere Umstände und das karmische Erbe.

Der 18fache feinstoffliche Körper wird wiedergeboren im zeitlichen Körper. Zusammen mit dem Organismus gibt es die 5 Lebenshauche, die Sâmkhya in Atmung, die Hauche der Verdauung und den im Körper zirkulierenden Atem (Sauerstoff) einteilt.

In der Ethik verlangt Sâmkhya eine Abkehr von der optimistischen Einstellung, das Kontinuum von Freude und Schmerz würde eines Tages in der Welt überwunden sein und dadurch die Erlösung von den Fesseln des Materiellen nahe.

Die Erfahrung des Leides ist dreifach: Intern oder persönlich und zwar physisch oder seelisch, äußerlich von Objekten oder Personen, oder schicksalhaft von übernatürlichen Ereignissen.

Das ethische Ziel ist die Unterscheidung vom transzendenten Bewußtsein und dem körperlichen Zustand, um eine radikale Abwendung von der gewöhnlichen Erfahrung des Leibes zu erreichen.

Das Sâmkhya des Pâtañjali ist in einigen Punkten von der Kârikâ abweichend. Intellekt, Selbstheit und Verstand sind in einem Bereich zusammengefaßt.

Die Existenz Gottes ist zugegeben, obwohl er nicht ein zuzügliches Prinzip des Systems betrachtet wird, vielmehr als eine besondere Art des Purusha.

Ein feinstofflicher Körper ist unnötig, denn der Intellekt (citta) ist allgegenwärtig, alles durchdringend.

Mit Pâtañjali verbindet sich der Begriff ‚Yoga' als Stillstand aller kognitiven Bedingungen des Bewußtseins. Yoga, sagt Patanjali, ist die Aufhebung der umherschwirrenden Gedanken- cittavrttinirodhah.

Über citta berichtet Georg Feuerstein : citta is a genuinely separate category of existence or tattva within the process of cosmic evolution.- There is not only one citta, but a multitude of cittas all of which are real and not merely attribites of the external objects, or products of the projections of a ‚single-mind' (as in the idealist schools of Buddhism).

The term citta ist not easily rendered into English. As is the case with so many other Sanskrit terms, there does not seem to be a precise equivalent for it in our vocabulary. Previous translators have proposed a variety of renderings, such as ‚mind-stuff' ‚hinking-principle' and similar horrific words. In most instances, cirtta seems to convey simply 'consciousness' and perhaps occasionally ‚mind'. [9]

Während die Sâmkhyakârikâ sich in erster Linie auf das Intellektuelle (buddhi)

konzentriert, legt Pâtañjali besonderes Augenmerk auf die Domäne des Willens (citta). Ferner betont er die Praxis der Askese, die Rezitation und das Studium sowie die Gottesverehrung (íçvara-pra*n*idhânam) und die Willensübungen. Durch die strikte Befolgung der Forderungen wird ein veränderter Bewußtseinszustand verheißen, der die Erlösung vorbereitet.
Kâr. 42
        purušârthahetukam idam nimittanaimittika -prasangena/
        prakrter vibhutvayogân naṭavad vyavatishṭhate lingam//
(...yogât natavad als ein Akteur)
Anmerkung: Gaudapâda et la Jajamangalâ lisent vyavatishtate, litéralement "apparu comme".

Wörtliche Übersetzung:
Durch den Zusammenhang von Ursache (nimitta) und Wirkung erscheint der diese menschliche Existenz verursachende purusha, gleichsam als Akteur der Allmacht der Natur,(prakrteh), feinstofflich.
Übersetzung Gaudapâda:
...grâce à la connexion entre la cause et l'effet, le corps subtil, aidé du pouvoir de la Nature, agissant, à la façon d'un acteur, revêt diverses formes.

2. Welt -Evolution

Nicht ein einmaliger Schöpfungsakt ließ die Welt entstehen, sondern nach der Sâmkhya-Philosophie entwickelten Theorie eine Welt-Evolution. Die Parallelität von Materie und psychisch-geistigen Vorgängen allerdings ergaben Schwierigkeiten.
Das Sâmkhya-System vertritt den *Dualismus* mit den beiden Prinzipien Materie und Geist-Seele, die grundverschieden sind und aus keinem höheren Prinzip abgeleitet werden können. Die Beschäftigung mit dem gegenseitigen Verhältnis dieser beiden ist Hauptbestandteil des Systems.
Dazu sagt Glasenapp: „daß alles Werden ohne einen Gott allein durch die ungeistige Natur vor sich gehe, mußten sie (die Vertreter des klassischen Sâmkha) zu gewagten Deuteleien ihre Zuflucht nehmen. So behaupten sie, daß die Prakriti [die Natur] das Brahma sei und man ihr metaphorisch Allmacht und Allwissenheit zuschreiben müsse (weil das Sattva-Guna die Erkenntnis verursache); daß sie in bestimmten Texten sogar als Âtman bezeichnet werde, weil sie alle Zwecke der Geistmonaden (âtman) verwirkliche und dergleichen".
(Glasenapp, 216)
In der Philosophie der Epos-Zeit (Mahâbhârata, Ramâyâna [Entstehungszeit vor dem 5. Jahrhundert v. Chr.]) war der Ausgang der Evolutionslehre und der Ursprung der Welt das *Brahma*, aus dem sich zunächst die Seele und dann die

Elemente entwickelten. (Frauw. 303) Die Lehre von den Weltzeitaltern, das periodische Auf-und Abklingen in riesigen Zeitabschnitten, war zu dieser Zeit allgemeines Gedankengut, so daß jede Philosophenschule sich bemühte, diese Gedanken in das betreffende System aufzunehmen, so auch das Sâmkhya.
Der Bewegung der Evolution wurde eine Umkehrung gegenübergestellt, die Involution. Das Absterben der Individuen war keine Auflösung in das Nichts, sondern ein Eingehen in den Ursprung. Der geistlich Strebende, der Schritt für Schritt Einsicht gewinnt in den Irrtum der Seele, sie sei an die Materie gebunden und somit den materiellen Gütern zugetan, macht gleichsam den Weltprozeß rückgängig, indem er die Nichtigkeit der Objekte erkennt und durch Abkehr von ihnen zum Ursprung sich wendet.
Der Gedanke vom Ausgangspunkt der Welt als das ewige, schöpferische Brahma geriet zudem in Zweifel, denn zwischen Materie und Seelischem war nach der Vorstellung des Sâmkhya keine evolutionäre Erklärung möglich. Ein Hervorgehen des einen aus dem anderen kann nicht möglich sein.
Dem Âtma hatte man alle Aktivität abgesprochen und dafür der Materie diese zugelegt. So konnte auch nicht Âtma ein schöpferisches Prinzip bei sich haben.
Zunächst wurde die Schöpfungsreihe dergestalt verschoben, indem die Urmaterie (mûlaprakrtih) nun zum Ausgang erklärt wurde, aus der die Seele und dann die Elemente hervorgingen. Nicht das göttliche Brahma war als Ausgang für Âtma gedacht.
Diese Urmaterie oder Urnatur gilt als ewig, allgegenwärtig und feinstofflich, so daß sie nicht wahrgenommen werden kann. Aufgrund ihrer Eigenschaften ähnelt diese Vorstellung dem Vorbild Brahmas. Aber in Wirklichkeit ist sie von ihm grundverschieden, denn sie ist ungeistig.
Es besteht das umgekehrte Aktionsverhältnis von Urmaterie und Âtma. Âtma ist nun untätig und in ewiger Ruhe verharrend, Prakritih ist das Sichbewegende, nachdem Natur in den Zustand des vyakta, der Manifestation getreten ist.
 Der Gedanke solchen Verhältnisses war etwas vollkommen Neues. Hat schon in der Lehre Yâjnâvalkyas ein Gegensatz zwischen den beiden Ausgangsstoffen bestanden, so vertiefte er sich im Buddhismus und im Sâmkhya zusehends. Vordem fand die Trennung keine so große Beachtung, weil noch nicht philosophisch unterschieden wurde zwischen Monismus und Dualismus. Erst die ostentative Ablehnung der Weltentstehung aus dem die Einführung der begründenden Zweiheit schuf die Grundlage des später betonten Dualismus der Lehre.
Mit fortschreitender Erkenntnis stellte man fest, daß bestimmte Eigenschaften der Objekte die Sinnesorgane nicht nur erregen, sondern auch den Impuls für Empfindungen geben. Das allein genügte der Zeit, in der Pañcaçikha die Evolutionslehre schuf, nicht mehr. Man versuchte die Ursache dafür zu ergründen und fand die objektive Entsprechung der Empfindungen in den Dingen selbst, so daß Empfindungen nicht im Menschen entstehen, sondern von

den Objekten ausgestrahlt werden. Dem zugrunde lag die Lehre von den Zuständen (bhâvâh) des Erkennens (buddhih), worin Emotionen der Seele in drei Gruppen aufgeteilt waren, welche die Benennung sattva, râjas, tamas erhielten. Die Objekte des Erkennens besaßen die Eigenschaften der Güte (Wohltuendes), der Leidenschaft (Emotionen) und Finsternis (Trägheit). Auch die Urmaterie besaß die drei Gunas (gunâh), welche sich bei der Entstehung der Welt vermischten und so die Mannigfaltigkeit erzeugten.

Ihre Aktivitäten sind an sich zweckvoll und zielgerichtet und sind nicht vom Purusha, dem geistig, seelischen Element, gelenkt, sondern erhalten durch ihn nur den Impuls.

Wenn früherer Zeit aus dem Brahma die (Welt)Seele hervorging und aus dieser das Denken (als ein Allumfassendes), so konnte sich Pañcaçikha als Lehrer und Umformer damit nicht zufrieden geben, weil für ihn die Evolutionsreihe im Bereich der Materie lag und getrennt davon die Seele als Gegenüber. Denken wurde der Materie zugerechnet und mit ihr das Erkennen (buddhih). Aus dem brahmanischen mahân âtmâ, dem großen Selbst, wurde das erkennende Denken formuliert, das als erstes in der Evolutionsreihe genannt wird.

Prakriti, Materie, „ist nicht nur der Urgrund aller stofflichen Elemente und Organe", sagt H. v. Glasenapp, „sondern auch aller von uns als psychologisch bezeichneten Vermögen. Die Fähigkeit zu denken, wahrzunehmen, Schmerz und Lust zu empfinden, zu handeln wie auch jede moralische oder andere geistige Eigenschaft ist mithin eine Manifestation dieser Ursubstanz, nicht etwa eine Funktion der Geistmonaden". [1]

Das irrtümlich der Seele zugesagte Emotionale, die falschen Vorstellungen von Ich und Mein, verlangten nach einer konstitutionellen Zuweisung. So schrieb Patanjali sie dem Erkennen (buddhih) zu, Pañcaçikha wies ihnen ein eigenes Organ zu, das Ichbewußtsein (ahamkârah), welches Bestandteil der orthodoxen Lehre wurde.

Ahamkâra enthält die Vorstellungen von Ich und Mein, auf die sich alle kognitiven und psychischen Vorgänge beziehen. Es erscheint dreifach, je nach der Konstellation der Gunas. Vor allem ist es der Ausgang des Denkens, dem zehn Sinnesorgane beigegeben sind, die sich aber von den körperlichen Organen durch Abstraktion als Sinneskräfte unterscheiden.

Die äußeren Organe sind nur Werkzeug der inneren. Sie sind nach Sâmkhya Tore, dvârâni (poln. drzwi), die inneren Organe Torhüter (dvârini), welche die Eindrücke verarbeiten.

„Von Ahamkâra aus verläuft die Evolution dann weiter in zwei Richtungen", so Glasenapp, „einerseits entstehen aus ihm die elf Sinne, nämlich 1. das Manas, das sinngebundene Denken, 2. die fünf Erkenntnis-vermögen (buddhíndriya) des Hörens, Fühlens, Sehens, Schmeckens und Riechens und 3. die fünf Tatvermögen (karmendriya) des Sprechens, Greifens, Gehens, Entleerens, Zeugens. " (Glasenapp, S.207)

Vom Ahamkâra gehen aber auch die fünf feinstofflichen Elemente aus: Äther, Luft, Feuer, Wasser und Erde.
Aus dem Ichbewußtsein folgen nach Pañcaçikha die fünf Elemente, die in früherer Zeit aus dem Denken (manah) entsprungen sind. Im alten Sâmkhya wurde es den Sinnesorganen gleichgestellt. Jetzt erbrachte die Lehre des Pañcaçikha etwas Neues durch die Einführung eines besonderen psychischen Organs für das Ichbewußtsein, *Ahamkâra*. Aus diesem gehen nicht nur die Elemente und die Sinnesorgane hervor, sondern auch das Denken.
Dadurch war der Ahamkâra zum Ausgang einer doppelten Schöpfung geworden. Er war Ursprung der Elemente und Ursprung der Sinnesorgane, so auch des Denkens; des weiteren der fünf Erkenntnisorgane (buddhi-indriyâni) und der fünf Tatorgane (Karma-indriyâni), Rede, Hände, Füße, After und Zeugungsglied.
Das „Hervorgehen" ist eine Anlehnung an den Mythos der Weltentstehung, so in der Aitareya-Upanishad (I, 3), [Aus dem Mund entsprang die Rede, aus der Rede Agni; aus der Nase entsprang Prâna, (Einatmen) aus dem Prâna Vâyuh (Wind);].
Verwunderlich ist dabei, daß aus demselben Organ zwei verschiedene Schöpfungen entstehen. Doch ähnlich den drei Eigenschaften der Urmaterie hat auch das Ichbewußtsein diese drei bei sich. Je nach der Dominanz der einen oder anderen bilden sich das Denken, die Erkenntnis-und Tatorgane, oder die fünf Elemente, aus denen die fünf Besonderheiten oder Eigenschaften (viçeshâh, Unterschiede) hervorgehen.
Ahamkâra, der Ichsinn, hat seinen Ursprung aus der Buddhi, dem Intellekt, und verkörpert das Prinzip der Individuation, das vor der Objektivation der Welt entstanden ist. Es wird als materiell aufgefaßt, als Substanz, da es die materielle Ursache anderer Elemente ist. In ihm werden die von außen kommenden Eindrücke so umgeleitet, als erscheine der Purusha als Ursache der psychisch-physischen Reaktion. Diese beruht auf der Annahme, wenn Ahamkâra von Sattva beherrscht wird, vollbringen wir Gutes, der Einfluß von Rajas bewirkt Schlechts und bei Tamas verhalten wir uns neutral.
Die mytische Phantasie der Zeit ist schier unerschöpflich, an der auch das Sâmkhya teilhat und nicht zu Unrecht als Aufzählunslehre benannt wurde. Dazu ein Beispiel, welches unter anderen Frauwallner erwähnt: „Die Eigenschaften des Wassers sind Feuchtigkeit oder Klebrigkeit (snehah), Feinheit (saukshmyam), Helligkeit (prabhâ) Weiße, Weichheit, Schwere (gauravam), Kälte (Çaityam), Erhalten (rakshâ) Reinigen (paritratvam) und Zusammenhalt (samtânah)." (Frauwallner, I, 357)
Daneben erscheinen noch die Beschreibungen der Eigenschaften der Erde, des Feuers, des Windes und des Äthers. Allerdings sind diese Auflistungen ohne Bedeutung für den philosophischen Gehalt der Lehre.
In den älteren philosophischen Texten der epischen Zeit mit den Anklängen an

die älteren Upanischaden, gehen Erkennen und die Sinnesorgane aus Âtma hervor. Im Sâmkhya sind die Sinnesorgane aus den Elementen entstanden, deren energetische Eigenschaften aus dem Ahamkârah.
Denkorgan und Erkennen sind nicht mit der Seele (purusha) verbunden, sondern streng von ihr getrennt. Durch diese Zäsur wurde die Differenz zwischen Materie und Seele besonders hervorgehoben. Die Vorgänge der Empfindung werden nicht der Seele zugeschrieben, sondern in den Bereich der Materie verlegt, da Purusha als inaktiv und rein vorgestellt wird. Die Objekte selbst enthalten die drei Zustände der Gunas, sattvam, rajas und tamas, die der Mensch erkennen kann, denn auch die psychischen Zustände gehören der Materie an. Sie entstehen ohne Beteiligung der Seele und sind nur im Erkennen (buddhih). Die der Seele zugeschriebenen Emotionen beruhen auf falscher Einschätzung und Verwechslung. Das richtige Erkennen befreit von diesem Irrtum, Purusha sei verantwortlich für Lust und Leid. In Wirklichkeit sind die Empfindungen, die in Körper und Geist aufteten, irdischer Herkunft und berühren den überzeitlichen Purusha nicht.
Der falsche Eindruck von der Aktivität des Purusha wird in Kârikâ 20 mit einem Beispiel aufgeführt:
"Wie einer, der kein Dieb ist aber mit Dieben zusammen gefangen wird, wird er als ein solcher erkannt. Genauso wird der inaktive Purusha als Tatveranlasser eingestuft, nur deswegen weil er mit den Gunas zusammen ist." (Kâr. 20, Komm.)
Lesart:→Der dabei zuletzt Gesehene wird zusammen mit den gefangenen Dieben wie ein Dieb betrachtet (obwohl er keiner ist), ebenso ist der inaktive Purusha, der als die drei Guna Veranlassender mit diesen verbunden, aber Nicht-Täter ist.

> atra drsh*t*ânto bhavati yathâcauraś cauraih saha g*r*hítas caura ity avagamyata
> evam trayo gu*n*âh kartâras taih samyuktah purusho 'kartâpi kartâbhavati
> kart*r*samyogât. (Kâr. 20, Gau<u>d</u>apâda)]

Schon in der Lehre des Yâjñavalkya wird gezeigt, daß alles von Âtma Verschiedene den irdischen Gesetzen von Lust und Leid unterworfen ist. Vor allem beruhe die Erlösung auf der Abwendung von irdischem Schein und der Erkenntnis von Âtma der wahren Natur der Seele.
Auch der ältere Buddhismus hat ähnliche Vorstellungen, wie die getrennten Bereiche von Nirvâ*n*a und irdischer Welt. Ebenfalls werden psychische Vorgänge in den materiellen Bereich verlegt, und die Verwechslung der Identität der Seele mit dem Ich findet ihre Parlelle zu Purusha und Ich-Seele. Bei aller Grundvoraussetzung gehen Sâmkhya und Buddhismus aber eigene Wege.
Die ältesten Sâmkhya-Texte lassen Beziehungen zu den Upanischaden, anderen epischen Texten und dem Buddhismus erahnen, so daß im Verbund mit

ihnen auf die Anfänge des Sâmkhya zu schließen ist, das durch seine wirkungsvollen Gedanken Ansehen und Verbreitung gefunden hat.
Mit 25 Wesenheiten, Realitäten oder Prinzipien (tattvâni) faßt Pañcaçikha den Aufbau der Welt zusammen. Mit der Erkenntnis dieser tattvâni ist letzten Endes die Erlösung verbunden. Sie sind in typischer Sâmkhyamanier aufgelistet zu je fünf Gruppen, deren erste aus der reinen Erkenntnis (purusha), Urmaterie (mûlaprakrti, Intellekt (buddhi), Ichbewußtsein (ahamkâra) und dem Organ für intellektuelle Tätigkeiten sowie dessen Zuständigkeit für Emotionales. Die anderen gliedern sich auf in die 5 Sinne, 5 Fähigkeiten wie Sprechen, 5 Gegebenheiten wie Formerfassung, Geschmack, und die 5 Weltelemente wie z.B. Wasser, Feuer, Äther, Luft, Erde.
Eine Schwierigkeit verblieb, nämlich das Wechselspiel von Prakriti und Âtmâ zu erläutern, denn beide sind zwei vollkommen getrennte Wesenheiten. Materie wird als das Tätige aber Ungeistige, Âtmâ als kraftlos und machtlos gesehen und trotzdem besteht ein gegenseitiger Einfluß, ohne dem die Welt nicht bestünde.
Um diesen Umstand erklären zu können, verweist Pañcaçikha auf Bildhaftes. Âtmâ und Materie vermöchten je für sich nichts, gleich dem Lahmen und Blinden. Erst wenn beide sich durch ihre gesunde Fähigkeiten ergänzen, können sie etwas bewirken. Ebenso entsteht die Aktion, wenn Materie und Âtmâ sich zusammenschließen.
Der Zweck der Vereinigung des Purushas mit der Prakrtih wird in der Kârikâ angegeben, und der ist die Wahrnehmung der Natur durch den Geist sowie die Befreiung aus der Einzelheit, wie gleichsam die Verbindung von einem Lahmen und Blinden etwas zuwege bringt, so ist durch die Verbindung von Prakrti und Purusha die Schöpfung begründet.

Kâr. 21: "athaitayoh pradhânapurushayoh kimhetuh samghâtah ucyate/
purushasysa darçanârtham kaivalyârtham tathâ pradhânasya/......".

"Wie die beiden Natur und Geist auch zusammengekommen sein mögen, so sagt man, ist der Sinn der Lehre die Einheit von Geist und Natur."
< Et pourquoi donc a lieu cette collision du Pré-Stituéet de l'Esprit? Le but de l'union, c'est la perception par l'Esprit du (Pré-Stitué); c'est aussi, pour lui, l'isolement-libérateur; cette union est comparable à celle d'un boiteux (lahm) et d'un aveugle (blind), et elle produit la création.> (Übersetzung Gaudapda)
Um das Wesen und Verhalten der beiden Grundprinzipien zu veranschaulichen, verhilft wiederum das Bildliche. Pañcaçikha verglich Urmaterie und Weltseele mit Mann und Frau mit ihrer Gegensätzlichkeit. Prakritih ist die Urmutter und das Gebärende, Neuschaffende. Auch die Bezeichnung ‚savitrí' für Mutter, Erzeugende, von der Sanskrit-Wurzel „sû" , in Bewegung setzen' ist mit dem Gedanken verbunden.

Âtmâ ist der Mann, dem das Sehen, Betrachten und Erkennen zukommt. Dem ist auch sprachlich Rechnung getragen worden, denn Urmaterie, prakritih, wurde als weiblich empfunden. Mit âtmâ konnte allerdings nicht das männliche Prinzip so recht verbunden gedacht werden, und daher verfiel man auf einen altertümlichen Ausdruck, der das Seelen-männchen bedeutete, und nannte âtmâ im Wechsel mit purushah, welches im Sâmkhya zur Bezeichnung für Seele üblich wurde.

Aufgrund des Evolutionsgeschehens lehrt das Sâmkhya das Vorhandensein der präexistenten Wirkung in der Ursache. Diese ist definiert als das, worin die Wirkung latent enthalten ist. Es ist unmöglich, daß etwas aus dem Nichts entsteht, also muß das neue Entstandene bereits in der Ursache verborgen sein. So heißt es daher auch in der Tattvakaumudí (9):

Nahi nílam çilpisahasranâpi pítam kartum çakyate – denn kein Zauberkünstler ist fähig aus Blau Gelb zu machen.

In ähnlicher Weise sagt Aristoteles: „Daß es, gibt es nichts Erstes, überhaupt keine Ursache gibt." [2] Das Neue existiert bereits in der Gestalt des Materials, ansonsten könnte aus allem alles werden, und die Wirkung ist der Ursache gleich.

Die Entwicklung ist das Hervortreten des Latenten und Verborgenen. Aristoteles ist der gleichen Meinung, wenn er sagt: „Sagen wir, aus einem Knaben entsteht ein Mann, so ist damit gemeint, daß aus dem Entstehenden das Entstandene oder aus dem Unvollendeten das Vollendete entstehe. Denn wie die Entstehung ein Mittleres von Sein und Nichtsein ist, so auch das Entstehende von Seiendem und Nicht-seiendem. Der Lernende nämlich ist ein entstehender Gelehrte, und eben das ist gemeint, wenn man sagt, daß ‚aus' dem Lernenden ein Gelehrter entsteht." [3] Wobei Aristoteles das Entstehen mittels der Natur, der Kunst und der Spontaneität erklärt.

Die Evolution aus der Urmaterie ist kein einmaliger Vorgang im Weltenverlauf. Entstehen und Vergehen der erscheinenden Welt ist einer periodischen Abfolge unterworfen. In der Kosmogonie entsteht die Welt aus der Kulmination eines Teils der Urmaterie zu einer Kugel, dem Welten-Ei, Brahmândam, das in der Unendlichkeit des Raumes verschwindend klein ist. Aus der Materie des Brahmândam entsteht der Schöpfergott Brahmâ. Die allgemeine Weltvorstellung der Zeit entsprechend macht sich teilweise auch das Sâmkhya zu eigen, aber sie hat keine Bedeutung für die philosophische Schule, so daß sie hier übergangen werden kann.

Alles Entstehen ist nach der Evolutionstheorie des Sâmkhya Entwicklung (udbhâva), alles Vergehen (anudbhâva) ist ein Zurück zur Ursache, denn es gibt kein Werden ins Nichts – nur Evolution und Involution.

Die Lehre vom Übergang potentiellen Seins in aktuelles Sein hat Unterstützung in der Chândogya - Upanishad VI. 2.2 im bekannten Kapitel der Belehrung des Çvetaketu durch seinen Vater, den Materialisten, Uddâlaka. „Nur Seiendes war diese Welt am Anfang, ein einziges ohne ein zweites. Da sagen nun einige: ‚Nichtseiendes war dies zu Anfang, ein einziges ohne ein zweites. Aus diesem Nichtseienden entstand das Seiende.' Vergleichbar dazu ist die Stelle im Çatapathabrâhmana VI, 1, 1, wo es heißt:

„Nichtseiend wahrlich war dies zu Anfang".

Dazu Taittiríya-Brâhmana II,2,9: Das Nichtseiende wünschte, ich möge sein. Es trieb Askese. Daraus wurde Feuer, Dunst usw. [4] Mit dem Nichtseienden war Uddâlaka nicht einverstanden und fragte: wie könnte aus dem Nichtseienden das Seiende entstehen? Da solches für ihn unerklärlich blieb, mußte er seiner materialistischen Überzeugung nach das Seiende, welches ohne Anfang zu denken ist, als den Ausgang der Evolution annehmen,
Wie scheinbar Tränen und Schweiß aus dem Nichts entstehen, wäre zu berichten, so Uddâlaka, daß das Wasser die Ursache ist. „Daher kommt es, daß, wo auch immer der Mensch (brennt oder) trauert oder schwitzt, aus Glut gerade die Wasser darüber hinaus entstehen " (Chândogya-Upanisad VI, 2. 2. Brennen, glühen und trauern haben im Indischen dieselbe Wort-Wurzel çuc.)
In der Entstehung unterscheidet das Sâmkhya bewirkende und materielle Ursachen. Zwar ist die Wirkung in der Ursache enthalten, doch bedarf es des Anstoßes, wie das Dreschen des Getreides, um die Körner zu bekommen und das Mahlen, um Mehl zu erhalten. Ohne die Kraft der Beihilfe (sahakâriçakti) bleibt die Wirkung aus.
„Nach der Sâmkhya-Philosophie kann allerdings jede Urasache jede Wirkung hervorbringen – da ja alle Dinge Modifikationen der Prakrti sind, - wenn nur die besonderen Hemmnisse der betreffenden Wirkungen abgetan werden. Vijñânabhiksu meint, wenn durch den Willen Gottes die Anordnung der Partikelchen im Stein, die als Hinderung für die potentiellen Bestrebungen zur Entfaltung in den Schößling einer Pflanze dient, entfernt wird, könnte in einem solchen Falle aus dem Stein eine Pflanze hervorgehen." [5] Den zwei Ursachen entsprechen zwei Wirkungen. Der einfache mechanische Vorgang, wie das Erzeugen von Sahne aus Milch, und die Nachbildung, wie das Herstellen eines Schmuckstückes aus Gold.
Bei Veränderungen der Qualität eines Dinges, wie das Entstehen eines Kruges aus Ton, handelt es sich um die Benennung eines geänderten Zustandes (Dharmaparinâma). Ist dagegen die Veränderung nur äußerer Art, so wird dies als Symptombeschreibung oder Namensvertauschung (Laksha-parinâma, Ausdrucksvertauschung) bezeichnet.[6] Veränderungen sind permanent, wie diese Beobachtung Heraklit zugeschrieben wird, welcher das Gleichnis mit dem Fluß erzählt. Sâmkhya spricht vom Gesetz der Wandlung, das zum Kausalgesetz (Buddhinirmâna) der ‚Verständnisbewirkung' des Vorher und Nachher führt.
Dem Sâmkhya entsprechend besteht auch eine Auflistung des Entwicklungs-

vorganges. Zuerst waren die insichgekehrte Urmaterie mit den drei Gunas und Purusha, Geist. Die Evolution ließ die manifestierte Welt durch die Mobilität der drei Gunas hervortreten.

Aus dem konstitutiven Bereich bildeten sich die Prinzipien von Ursache und Wirkung. Aus den 25 Wesenheiten wurde potentielles Sein, das die realen Dinge hervorbrachte. Die Verbindung von der theoretischen Vorhandenheit der Dinge zur Realität schuf ein Hilfsprinzip (lingam), das die intellektuelle Schöpfung zur Evidenz brachte.

Durch das Erkennen der 25 Prinzipien, Kategorien, werden Natur und deren Gesetze verstanden. Das Gehirn mit seinen Funktionen, wie logisches Denken und das Gedächtnis mit dem Vermögen der Reproduktion, die Fähigkeit des Menschen, auf gegebene Situationen zu antworten, sowie das Unterscheidungsvermögen ist die Wirkstätte des Purushas, obwohl sich der Inder dessen Sitz im Herzen vorstellt, was mit dem Gemütsanteil des Purushas zusammenhängt.

Diese 25 Kategorien (tattvâni) können nicht angezweifelt werden, da sie die Grundprinzipien der Welt darstellen. Zwei davon sind von den anderen generell unterschieden: reiner Geist und Urmaterie. Das Übrige sind die Eigenschaften der Urmaterie, deren dreifaltige Gunas bei der Evolution in Aktion treten.

Darunter ist die Gruppe der inneren Organe, zu denen auch der Intellekt, das Gedächtnis und das Denken gehören. Die äußeren Organe bilden die Zehner-Gruppe mit den fünf Sinnen und den motorischen Fähigkeiten.

Dazu gibt es eine Gruppe, die den feinstofflichen Körper bildet, der durch die Geburten wandert und die Ansammlung von Weltelementen, eine Fünfergruppe, bestehnd aus Erde, Feuer, Wasser, Luft und Äther. Aus ihnen sind einmalig die vier Naturprinzipien des Wachstums entstanden. (Uterus -, Ei-, Samen- und im Feuchten Geborene)

Die einzelnen Gliederungen sind zahlreich und für das Sâmkhya typisch. Grundsätzlich besteht die manifestierte Welt aus drei Phasen:

1.) (a) aus dem „Plan", oder auch konstituiven Phase, als potente „Form" (rûpam) genannt, (b)aus dem Prinzip der Entwicklungsmöglichkeit (tattvam) mit den 25 Wesenheiten, c) dem Verbindungsprinzip (lingam), d.h. die Fähigkeit der Zuordnung.

2.) der Evolutionsphase (pravrttih) und

3.) aus der Phase der ‚Wirkung' (phallam) mit den geschaffenen Dingen samt der empirischen Welt.

Von den 25 Wesenheiten oder Prinzipien sind 24 real darstellbar und bilden ein Ganzes der Urmaterie. Das letzte Glied ist dann das geistige Prinzip, die Veranlagung zum Denken und Erkennen, welche nur aus Erfahrung bestätigt werden kann. Wissen und Unwissen sind nur Dispositionen, aber keine Prinzipien.

Prakritih, die Natur, äußert sich und kehrt in sich zurück, um wieder neu zu erstehen. Dieses Entstehen und Vergehen wird verursacht durch die unerlösten Seelen, welche die Wiederentfaltung der Prakriti zur Welt notwendig machen, um die Erlösung zu ermöglichen; denn die Prakritih ist nicht um ihrer selbst willen, sondern um der Seelen willen.

„purushasya vimokshârtham pravartate tadvad avyaktam" – Die Erlösung der Seele ist die Ursache, daß die nichtentfaltete Natur sich in Bewegung versetzt. (Kârikâ 58)

Die Weltordnung wird dadurch als eine moralische ausgewiesen. Wir erinnern an Schopenhauer, der ebenso davon überzeugt war, wenn er sagt: „Die Kraft, welche das Phänomen der Welt hervorbringt...in Verbindung zu setzen mit der Moralität der Gesinnung und dadurch eine moralische Weltordnung als Grundlage der physischen nachzuweisen,-dies ist seit Sokrates das Problem der Philosophie gewesen."[7]

Die Lehre von der ewigen Realität des Entstandenen, der Satkâryavâda, sagt, daß das in die Erscheinungtretende nicht eine Schöpfung aus dem Nichts, sondern ein Hervortreten aus einem bestehenden latenten Zustand ist.

Diese Ansicht, welche das Sâmkhya mit dem alten Vedânta gemein hat, unterscheidet sich von anderen Schulen, die eine Vielheit von Substanzen annehmen, die nicht präexistent sind.

Alles Geschaffene (tattvâni) ist potentiell vor der Evolution und nach der Absorption in der „Pause" vorhanden.

Kârikâ 59 veranschaulicht:

Rangasya darçayitvâ nivartate nartakí yathâ nrtyât /
Purusasya tathâtmânam prakâçya vinivartate prakrtih//.

"Wie eine Tänzerin, die sich nach dem Tanz vom Podium zurückzieht, nachdem man sie gesehen hat, so verschwindet die Natur, nachdem sie sich dem Geist gezeigt hat." (Kâr. 59)

3. Mûlaprakrti - Urmaterie

Die Welt als Materie ist im Grunde eine Einheit, denn alles Materielle hat denselben Boden. Aus der Mûlaprakrtih entsteht die Welt der Erscheinungen, die materielle Realität. Die Mûlaprakrtih oder Urmaterie selbst ist von ewig her und allgegenwärtig. Die aus ihr hervorgehenden Erscheinungen sind vergänglich, daher begrenzt und dem Prinzip von Ursache und Wirkung unterworfen. Die Begründung der Erscheinungswelt beruht auf den drei Eigenschaften (Gunâh) der Materie, welche das Sâmkhya mit sattvam (Güte), rajas (Leidenschaft) und tapas (Finsternis) bezeichnet. Diese Gunâh sind in unregelmäßiger Mischung in allen Dingen enthalten. In der Vorstellung der Inder bewirken sie physikalische und psychische Zustände sowie Veränderungen. So verursacht rajas die Bewegung und im Körper die Atmung sowie Energie. Die Finsternis wird als schwer (guru) bezeichnet und ist der Grund dafür, daß die Gegenstände fallen und sich gegenseitig verdecken und ist verantwortlich für erschwerte Erkenntnis. Die Güte (Sattvam) dagegen wirkt erhellend, erfreuend und impulsgebend. Sie verursachen die Vielfalt der Erscheinungswelt indem sie sich gegenseitig unterstützen oder hemmen. Je nach Konstellation überwiegt die eine oder andere Eigenschaft.

Die Erscheinungswelt, nicht als Schein verstanden, wird als das Entfaltete (vyaktam) aus dem Unentfalteten (avyaktam) gedeutet. Die Mûlaprakrtih ist feinstofflich und daher nicht von uns wahrnehmbar, erst in der Emanation zeigt sie sich wahrnehmbar. Es gibt also keine Schöpfung aus dem Nichts von einer überirdischen Kraft, sondern Entstehen und Vergehen wird einem kosmischen Gesetz zugeordnet. Vergehen ist nicht ein Eingehen in das Nichts, sondern der Übergang in das unwahrnehmbare Feinstoffliche (saukshmyam). Was Vernichtung genannt wird, ist nur ein Entschwinden in die Feinstofflichkeit oder ein Entschwinden aus der Sichtbarkeit.[1] Aber, wird in den Upanischaden gefragt, wie kann der Unterschied zwischen äußeren und inneren Zuständen erklärt werden ?

Die Antwort gründet auf Prakriti, deren geheimnisvolle Kraft aus den drei Gunas zusammengesetzt ist. Die materielle wie die psychische Welt unterliegen gemeinsam den drei Gunas. Diese arrangieren sich unbeeinflußbar und verbinden sich bei der Geburt des Menschen nach Maßgabe seines vergangenen Verhaltens während des Samsâras und bilden das Psychische.

Wieso aus den Gunas gerade dieses oder jenes Objekt entsteht, wie der Mechanismus der Mischung funktioniert, kann nicht gesagt werden. Wie in vielen Erklärungen philosophischer Fragen erfährt der Adept nicht das, worauf es ihm ankommt, sondern er wird vertröstet mit langatmigen Aufzählungen und Vergleichen. Wie:

„vrkshasya svagato bhedah patrapushpaphalâdibhih
vrkshântarât sajâtîyo vijâtîyah çilâditah"

"Es besteht der Unterschied (aufgrund) des Laubes, der Blüten, Früchte usw. desselben Baumes – zu anderen Bäumen, die dennoch eine Homogenität aufweisen und der Unterschied in der Heterogenität zu einem Stein."

„Differences are of three kinds: first, the difference within an object, for example, the difference between the roots, the trunk, the leaves and the fruits of the selfsame tree; second, the difference between objects of the same class, for example between one tree and another; and third, the difference between objects of different classes, for example, between a tree and a stone." (Vidyaranya, p. 29)

Auch die Advaita-Philosophie (Philosophie der Nicht-Zweiheit) kann nicht die Unterschiedlichkeit der Dinge durch Brahman erklären, weil dieser ohne Teile und einzig ist.
Es gibt in der Advaita nicht die Vorexistenz der Welt und der Dinge in der Prakritih wie im Sâmkya. Nicht nur deswegen, weil wir sie nicht im Zustand der Nichtexistenz gewahrwerden, sondern weil es keine Feinstofflichkeit der Welt in der Wartezeit der Prakritih gibt.
Aber im klassischen Sâmkhya wird die Entstehung der Welt, wenn nicht ontologisch, so doch psychologisch erklärt. Sie entsteht (wiederholt), weil die zur Erlösung drängenden Seelen sie benötigen, um in ihrem Durchgang dem Ende des Samsâra näher zu kommen. Welt hat demnach eine ethische Dimension, wie auch Schopenhauer behauptet.
Mûlaprakrti, buddhi, ahamkâra und die fünf feinstofflichen Elemente (tanmâtrâni) sind Prakrti-Faktoren. Ahamkâra, ein Produkt von buddhi, entläßt die tanmâtrâni-Atome, welche die fünf Hauptelemente bilden: Äther, Luft, Feuer, Wasser und Erde.
Die drei Gunas sind das intelligible Prinzip: Sattvam, definiert als prakâça, Licht, Energie, Lebenshauch, Geist; Rajas das Prinzip der Veränderung und Tamas, das statische Prinzip. Prakrti gilt als die natura naturans, als der produzierende Aspekt der Natur, das innere Prinzip, das die Dinge in der Welt begründet. Es veranschaulicht die Beziehung des Mikro-und Makrokosmos. Prakrti ist der Stoff der Welt, das Schöpferische der ewigen Fluktuation von Tod und Wiedergeburt. Ihre unmanifestierte Substanz, unvergänglich, enthält das ganze undifferenzierte Universum, während den rein geisitgen purusha Leere auszeichnet. Prakrti eignet die Kraft der Schöpfung und Auflösung der Welt.
Buddhi als erste der entstandenen Wesenheiten ist Erkennen und Entscheiden (adyavasâyah). Aus der Erkenntnis entstand das Ich-Bewußtsein (ahamkârah), welches in dreifacher Weise erscheint: Ich - Denken - Elemente.
Davon ist der Ursprung der Elemente aus dem Ichbewußtsein eine mystische Angelegenheit, besonders wenn diese Elemente in feinstofflicher Art (tanmatrâni) verstanden werden.
Wir verstehen heute Bewußtsein vor allem als rezeptives Geschehen, das seinen Sitz im Gehirn hat. Bewußtsein ist gekoppelt mit Willen, welcher zu Handlungen drängt. Unvorstellbar sind aber, Manifestationen des Willens, so daß Dinge oder Elemente aus dem Bewußtsein von sich aus entstehen. Diese Elemente sind allerdings zunächst feinstofflich, wir sagen der Idee nach im Entstehen. Das würde heißen, das Individuum hat a priori alles in seinem Wissen. Da nichts aus dem Nichts entstehen kann, ist die Präexistenz nach der Lehre des Sâmkhya die Erklärung für solche Entstehungsphänomene aus dem Ichbewußtsein.
Über das Problem des Erkennens hat in unserer Zeit Immanuel Kant eingehende Untersuchungen unternommen, die in ihrer Gliederung nicht leicht zu verstehen

sind. Sâmkhya im Hinblick auf seine Epoche hat erstaunliche Anstrengungen dazu verwendet, um die Genealogie der Evolution und damit auch das Erkennen im Detail darzulegen. Aber wie in fast allen indischen Systemen der Philosophie kam es über ermüdende Aufzählungen der Folgeschritte nicht hinaus, welche aber keine für uns faßbare Logik bieten.

Das Denken steht über den Sinnesorganen (indriyâni), die sich von den Körperorganen unterscheiden und nicht aus den Elementen gebildet, sondern dem Ich entsprungen sind. Im Sâmkhya folgt eine endlose Gliederung und Aufzählung der Entstehungsgeschichte.

Da im Sâmkhya die Welt sowohl materialistisch als auch seelisch-geistig aufgefaßt wird, kann sie für den Menschen zweifache Bedeutung haben: bhoga, die Zuwendung zu materialistischem Genuß und apavarga, das Streben nach Erlösung von der materialistischen Bindung. So ist Prakrti nicht nur ein kosmologisches Faktum, sondern vielmehr eine Aufforderung zur Analyse des Daseins, um schließlich „moksha", die Erlösung, einzuleiten.

Prakrti intendiert Bewegung, was vor allem die Gunas betrifft. Sie sind im Zustand des sarûpa-parinâma (parinâmah – Ausdehnung) untereinander im Gleichgewicht; erst mit der Erscheinung der Dinge, im Zustand des virûpa-parinâma, der Formumwandlung, sind die Gunas unterschiedlich vermischt. Stofflichkeit existiert sowohl im Unentfalteten als auch im Evolvierten.

Das Feinstoffliche als Vorstufe zum Geistigen oder als Interim zwischen Geist und Materie ist im Sâmkhya so nicht denkbar. Wenn in englischen Übersetzungen von ‚subtle elements' gesprochen wird, gehören diese zur Materie, obwohl nicht sichtbar.

Abgesehen von der Schwierigkeit der natürlichen Vorstellung von unsichtbarer Materie, bleibt physikalisch nur der gasförmige oder superenegetische kosmische Zustand übrig, welcher nicht ganz abwegig erscheint im Hinblick der Möglichkeit einer Weltentfaltung. Der Ausgang einer solchen müßte Prakrtih sein, mit den inhärierenden Eigenschaften der ideellen Gunas.

Aus besagtem feinstofflichem Material besteht auch der ‚linga', der „Wanderleib" durch die Wiedergeburten. Beim Tod des Menschen kehren die grobstofflichen Elemente zu ihrem Ursprung zurück, während die feinstofflichen in einem neuen Körper gemäß des Karmas wiedergeboren werden.

Der Intellekt (buddhi) ist ausgestattet mit acht Veranlagungen, deren sieben (dharma, [Pali: dhamma] adharma, ajñâna, vairâga, râga, aiçvarya, anaiçvara sind.

Erkenntnis-Unkenntnis,(auch Gerechtigkeit-Ungerechtigkeit) Ignoranz, Abneigung, [Verlangen nach Lösung der Welt-Bindung] Leidenschaft, Selbstkontrolle, Unbeherrschtheit,) bestimmen den Grad der Bindung an prakrtih. Sie werden im Plural von Prakrtih verwendet, was dazu führte, daß bei manchen Übersetzern auch die spätere klassische singulare prakrti des Sâmkhya damit verwechselt wurde. Allerdings erscheint in Yogasûtra IV,2 u. 3 prakrti ebenfalls im Plural. Dazu sei angemerkt, daß mit prakrti im Sâmkhya nicht immer mûlaprakrti gemeint ist. Diese ist das grundsätzliches Ausgangsmaterial, wogegen prakrti der Grund für den Aufbau von Körpern und Sinnesorganen ist:

> rûpaih saptibhir eva badhnâtyâtmânam âtmanâ prakrtih/
> saiva ca purushârtham prati vimocayat ekarûpena//
> [Sâmkhyakârikâ 63]

"La Nature se lie elle-même, à elle-même, sous sept formes seulement; et, de même, pour le bénéfice de l'Esprit, elle cause la délivrance sous une seule forme." (Gaudapada - Traduction par A.M. Esnoul)
Cette même Nature, pour l'Esprit, c'est-à-dire pour que soit acquis *le bénéfice de l'Esprit*, se libère elle-même, sous la seule forme du savoir."
Die achte Form, jñâna, das Wissen, beendet die Bindung und führt zur Erlösung.
Ohne befreiendes Wissen vom Verhältnis der Prakrtih zu Purusha, von Natur zu Geistigem, besteht weiterhin die karmabindende Verschmelzung von .Natur und Geist. Die Transmigration und Produktion von Körpern beruht, der Prakrti als Hilfsmittel dienend, auf der moralischen Komponente von dharma und adharma (Schuld und Unschuld). Das Wissen ist der Schlüssel zur Erlösung, nicht in erster Linie das moralische Verhalten. Wer erkennt, daß prakrti purusha sozusagen in Bann zieht, und sein Verhalten nicht auf die Loslösung ausrichtet, steht in der Schuld. Wer sich in das Materielle verstrickt und nicht dagegen angeht ebenfalls. Schuld heißt hier soviel wie, derjenige, der den leidverursachenden Zusammenhang von prakrti und purusha ignoriert, ist an sich selber Schuld, wenn er immer wiedergeboren wird, um zu leiden.
Daher findet sich im klassischen Sâmkhya die Betonung der Erkenntnislehre. Sinnliche Wahrnehmung, Schlußfolgerung und glaubwürdige Mitteilung sind die Faktoren der Erkenntnis; wobei letztere an sich keine Bedeutung hinsichtlich der Lehre hatte. Frauwallner sieht darin ein „spätes Zugeständnis an die erstarkende brahmanische Orthodoxie". Der Syllogismus wurde zur Stärke des Systems, nachdem es vorgab, seine Lehrsätze streng zu beweisen, was im transzendenten Bereich besonders in Betracht kam.
Die acht prakrti (später ‚angas', Glieder, genannt) bilden die acht Prizipien des Aufbaus und die Zustände der schrittweisen Erlösung.
Die Zahl 8 hat eine besondere Bedeutung im Sâmkhya und auch in anderen Systemen dieser Zeit. So gibt es 8 Arten des karman im Jainismus, den achtfachen Pfad im Buddhismus. Die Çvetâçvatara Upanishad (1.4) spricht von sechs Achtergruppen. [2]
Noch ein Wort zum Terminus prakrti: Ursprünglich war Prakrti nicht als feminines Prinzip gemeint. Es hatte im Sanskrit wie im Pâli viele Bedeutungen,

wie ‚das Erste', ‚Prinzip', ‚ursprüngliche Form' und andere. Es hatte aber auch verschiedene Bedeutungen in den unterschiedlichen Lehren, verwies im medizinischen Sinne auf den Charakter, wurde in der Politik gebraucht und hatte in der Grammatik seinen Platz. Der Anspruch, daß Prakrti feminin zu verwenden sei, bezieht sich allein auf das Sâmkha und Yoga-System. Das materialistische Prinzip in diesen Lehren hatte andere Bezeichnungen wie avyakta, pradhâna und alinga, das Unentwickelte. Diese sind aber in keiner Weise mit grammatisch weiblichen Attributen in Verbindung. Die Endung -ti in prakrti tendiert zu femininem grammatikalischen Geschlecht, obwohl im Sâmkhya prakrti nicht als das personifizierte weibliche Prinzip verstanden wurde.

Jacobsen sagt dazu: „The dualism of purusha and prakrti was utilized, however, by religious groups and thinkers who thought of ultimate reality in terms of a divine male/female couple. It is anachronistic, however, to start from these later events to make generalizations about prakrti in the classical Sâmkhya and Yoga metaphysics." (Jacobsen, p.363)

Jacobsen berichtet, daß prakrti ja der materiale Grund des Universums sei und oft mit çakti, Kraft, bezeichnet wurde, darüber hinaus galt es in der theistischen Färbung als eine Emanation Gottes, als dessen schöpferische Kraft.

„There was a tendency in some speculations aboue tdivinity to have goddesses personify the material principle, and prakrti then becomes one of the epithets of the'active female principle' (çakt and purusha an epithet of the passive male principle, analogous to, but different from, the prakrti and purusha of the Sâmkhya and Yoga systems of religious thought. Prakrti thus became associated with a male-female dualism." (Jacobsen, p. 29)

Das Feld der Bedeutungen von prakrti ist weit. Sie ist der Grund des Gebundenseins an Materiellen, das grundsätzlich Leiden verursacht, aber sie kann ebenso der Boden für moksha, für Erlösung sein. Daher gilt für sie ein Doppeltes: bhoga, in der Bedeutung von „Spaß" und Leiden und in dem Hinweis auf Erlösung (apavarga). Prakrti erzeugt unübersehbare Formen, jedoch entstammen ihr nur 23 Prinzipien. Die Situation wird im Sâmkhya gern verglichen mit der Transformation der Tonerde und dem aus ihr gefertigten Krug. Ton und Krug sind nicht etwas Neues, sondern mehr oder weniger Produkte der Natur, der Prakrti.

4. Purusha

Wenn man die von Sâmkhya erläuterte Evolution zurückverfolgt, steht an deren Anfang außer der unentwickelten Urmaterie noch eine andere Art von Weltfaktor, ohne den sie nicht in Funktion treten könnte. Es ist der Purusha. Ursprünglich hat die Bezeichnung die Bedeutung von Mann oder Person, als Synonym in philosophischen Texten in den älteren Upanishaden für Âtman oder das Selbst verwendet.

„Am Anfang war diese Welt allein der Âtman, in Gestalt eines Menschen. Der blickte um sich: da sah er nichts andres als sich selbst. Da rief er zu Anfang aus: „aham âsmi!" – (das bin ich) Daraus entstand der Name Ich.- .... Weil er vor diesem allem (anderen Namen) alle Sünden vorher (pûrva) verbrannt hatte (ush), darum heißt er pur-ush-a (Mensch, Geist)." [1]

Die klassischen Sâmkhyalehrer entwickelten eine besondere Form des Dualismus: Urmaterie mit den dreifachen Attributen, den Gunas, einschließlich der Fundamentalprinzipien und eine zweite Form, das reine Bewußtsein, auch Purusha genannt.

Purusha als besondere Art des Seelenbewußtseins, ist weder erschaffen noch schaffend tätig. Er ist eindeutig unterschieden von allen anderen fundamentalen Prinzipien oder Wesenheiten dadurch, daß er nicht von ihnen abhängig oder mit ihnen verwachsen ist.

Wenn gesagt wird, eine besondere Form des Dualismus', so ist etwas anderes gemeint als was die abendländische Philosophie gemeinhin mit Descartes darunter versteht.

Nämlich das mir gewisse mit der Seele verbundene Ich und der von ihr unterschiedene Körper, ohne den die Seele auch existieren kann.

Im Sâmkhya handelt sich dagegen um zwei grundsätzlich verschiedene Arten der Realität, deren eine, die Materie oder Natur im Entwicklungszustand nicht ohne die andere, Purusha, sein kann.

Sâmkhya modifiziert den herkömmlichen Dualismus mit der Einführung eines intentionslosen Bewußtseins, das sich vom herkömmlichen wachen, aktiven Bewußtsein unterscheidet. Es ist nicht das Unterbewußtsein damit gemeint, sondern ein geistiger Zustand der Leere, der dem Purusha, dem Weltgeistigen zukommt.

Das Sâmkhya ist aber auch kein Dualismus im christlichen oder altgriechischen Sinne, wo der Gedanke und der Denkakt Verschiedenes sind oder gleich dem Jainismus von Leben und dem Unbelebten.

Was sonst in der Philosophie mit angeboren oder a priori ausgegeben wird, so auch die einfachen Gefühle wie Enttäuschung und Befriedigung, sind für das Sâmkhya nichts anderes als subtile Reflexionen der Urmaterie, sofern diese „vyakta", in der Evolution begriffen ist. Die Urmaterie unterzieht sich fortlaufend Veränderungen mit Hilfe ihrer aktiven Konstituenten, den Gunas. So

wird von Materialisten behauptet, Gefühle wären identisch mit gewissen Gehirnprozessen und diese Ansicht hätte im Sâmkhya eine Entsprechung.
Denkprozesse hätten eine Ähnlichkeit mit gewissen Modalitäten der Gunas.
Sâmkhya bezeichnet cetanâ oder purusha zwar als Geist, Fähigkeit der Unterscheidung, aber meint damit nicht das Vorgedachte eines Apriori, ein Eingeborenes vor aller Erfahrung.
Sâmkhya unterscheidet zwischen Bewußtsein und Denkprozeß. Erstes, purusha oder auch cetanâ, ist aktionslos, ist nicht ontisch integriert in Urmaterie; es ist passive Seele, deren Anwesenheit notwendig ist, um die Funktionen des Körper in Gang zu halten.
Dagegen ist Cittavrttih als Denkprozeß auf der aktiven Seite. Dazu gehören auch Ichdenken und intellektuelle Fähigkeiten. Der eigenartige Dualismus des Sâmkhya verleitet zur Annahme eines letzten transzendenten Bewußtseins, von dem Radhakrishna sagt: „Die dualistische Metaphysik des Sâmkhya ist die logische Weiterführung der Vorstellung vom über den Wassern schwebenden Hiranyagarbha"[2], dessen Funktion als Weltenseele eine Zwischenstellung zwischen Içvara und den Menschenseelen Anlaß zur Vermutung eines Dualismus gibt. Es fehlt im Sâmkhya jedoch der Bezug auf eine hierarchische Spitze, welche Radhakrishnan hermeneutisch vermutet. Er führt dies nicht weiter aus und schließt kurzerhand das Kapitel.
Alles Materielle ist zusammengesetzt und zum Zweck eines anderen da. Das Dasein der Seele wird nicht bestritten, obschon diese zum materialistischen Aspekt des Sâmkhya ein eigentümliches Verhältnis hat.
Purusha ist die Opposition der Zustände der Prakrtih, obgleich einige Charakteristika Gemeinsamkeit mit dem avyakta, dem Unentfalteten, aufweisen. Beide sind ewig, unentstanden. Während Avyakta Veränderlichkeit in sich trägt, ist Purusha unveränderlich, das statische Element der Welt.
Wenn Prakrti mit Purusha verbunden ist, entsteht das erste Evolutionsprodukt, nämlich buddhi, der Intellekt, der wiederum Ahamkâra, das Selbstbewußtsein erzeugt.
Purusha wird definiert als Geist (cit) oder auch als Licht (prakâça), als reines, objektloses Denken. Er besitzt keine Attribute und keine Qualitäten. Er ist nicht ein Zusammengesetztes, sondern eine immaterielle, willenlose [impulslose], unproduktive Substanz (aprasavadharmin) und durch seine Einfachheit unvergänglich. Die Behauptung des Vedânta, Purusha sei Geist und Wonne, wird mit dem Hinweis korrigiert, daß rein geistiges Wesen und Wonne-Empfinden (ânanda) eine Ausschließlichkeit bedeuten.
Purusha, manifestiert in Form der Seele, wird durch Unterstützung (upâdhi) der Organe, hauptsächlich durch den Atem, in den Lebensprozeß eingebunden. Allein durch ihre Anwesenheit, ohne leitendes Eingreifen, werden die Organe zur Wirksamkeit angeregt.
„Eine wirkliche Verbindung der Seele mit den Organen und dem Leib existiert

also gar nicht", sagt R. Garbe, „es gibt in Wahrheit gar keine empirische Seele, sondern unter dieser Bezeichnung ist nur der von der Seele durchleuchtete Complex der Upâdhis [Substituenten] zu verstehen. Die Seele selbst ist immerdar unabhängig von ihren Upâdhis und deren Affectionen." [3] Das in Wirklichkeit die Tätigkeit des Leibes und der Organe anregende Prinzip ist das Selbstbewußtsein (ahamkâra). Es scheint nur so, als ob die Seele handle, weil das ungeistige Ahamkâra von der Anwesenheit der Seele zum Handeln angeregt wird und der Ahamkâra dem Irrtum verfällt, daß das Ich, die Seele das agierende und leidende Subjekt sei. Sie ist aber für die ihr zugeschriebenen Werke nicht verantwortlich, weil sie nur inaktive (aprasa-vadharmin) Anwesende ohne moralische Entscheidung ist.

Durch sie werden Tätigkeiten der Organe ins Bewußtsein gebracht. Die durch die Sinne vermittelten Wahrnehmungen sowie der dadurch angeregte Wille werden dem Bewußtsein zugeführt. Veränderungen der Materie würden ohne das Licht der Seele unbemerkt, unbewußt bleiben.

Die Seele bringt den Schmerz zum Bewußtsein, sie selbst ist aber nicht betroffen. Es scheint nur so, als ob die Seele handle. In Wahrheit unterliegt das Bewußtsein, der Ahamkâra, der Täuschung.

In der vorklassischen Zeit des Sâmkhya verlegte man alles psychische Geschehen, um die Reinheit des Seelenbegriffs möglichst zu erhalten, in das Erkenntnisorgan Buddhih. Später verschärfte man den Gegensatz von Seele und Materie, demzufolge alles Wirken und alle Veränderung in der Welt der Materie zukommt und die Seele in ihrem Verharren der Untätigkeit unberührt bleibt. Doch andererseits ist die Seele das geistige Prinzip, und in Anbetracht dessen verlegte man das Erkennen und Bewußtwerden in sie.

Dieses ergab die Schwierigkeit, wie sich Erkenntnisvorgänge im materiellen und ungeistigen Organ Buddhih abspielen können, und wie die Seele am Erkennen teilhabe. Daraufhin lehrte man, daß die Geistigkeit der Seele auf das Erkennen übergehe. Es sei eine Art doppelseitiger Spiegelung.

Schon die Maitrâyna Upanishad beschäftigt sich mit dem Problem der Geistigkeit und prägt den vermutlich älteren Satz als das Sâmkhya, Vernunft, Verstand, Ich-Prinzip und damit deren Funktionen stammen aus der Prakriti. Sie wären „Speise" für den Gunalosen, (purusha), deren Genießer er (sie) ist. In der Genießerschaft erweist sich seine Geistigkeit.

Offenbar liegt hier schon die spätere Sâmkhyalehre vor: die rein materiellen Vorgänge von Wollen und Denken werden vom Licht des Purushas durchstrahlt und scheinen dadurch in die Sphäre der Geistigkeit erhoben zu sein.

Die Anfänge des Sâmkhya hatten noch Purusha in das Weltenleben hinabsteigen lassen, dort herrschte er und war auch den Leiden unterworfen.

Diese Gedankenführung wurde aber aufgegeben, und Purusha wurde zum bloßen Zuschauer. Die Durchdringung wurde zum Schein. Das Leiden trifft nicht Purusha, sondern betrifft die Sphäre der Prakriti.

Es wird in diesem Zusammenhang das Beispiel vom reinen Kristall gebracht, in dem sich die rote Blüte spiegelt.

Eine besondere Aufmerksamkeit verdient der Wandel der Bestimmung der Seele. Ursprünglich findet sich eine ‚Doppelbestimmung', denn „kevala" ist die an sich seiende Seele zum Unterschied der „jíva", der mit der Materie verbundenen. In der Sâmkhya –Literatur wird die Seele als reiner Geist, als cinmâtra (nur Denken) bezeichnet, deren Denken aber nicht syllogistisch ist, sondern objektlos, inaktiv und attributlos.

Im Widerspruch dazu stehen allerdings die Verse des Vijñânabhikshu, Kârikâ 19, Sûtra I,19, wenn er der Seele ‚hunderterlei' Eigenschaften beilegt. In der Karika 18/ 129 ist nicht klar, ob die vielen Purushas aufgrund ihrer Unzahl von Mischungen und Abstufungen der drei Gunas in den Individuen weilen, was zu dem Gedanken cin-matra im Gegensatz steht.

Das Erkennen spiegelt das Bild des Gegenstandes und auf der anderen Seite spiegelt es die Geisigkeit der Seele. So vermag Buddhi zu erkennen, ohne die Seele zu irgend etwas zu bewegen. Die durch die äußeren Organe aufgenommenen Eindrücke affizieren das innere Organ des Erkennens und werden der Seele dargeboten, die alles schaut und dadurch glaubt, es selbst zu erleben. Es ist also eine Illusion, es gäbe denkende, wollende, fühlende Seelen.

Metaphysisch ist Sâmkhya vielleicht insoweit zu nennen, als die manifestierte Welt ein Vorher im Bereich des Potentiellen hatte. Sie ist nicht im Sinne Platos als ideelles Sein gedacht - sondern als den Sinnen unzugänglicher Zustand der reinen Materie, die kein Bewußtsein von sich selber hat. Metaphysisch auch deswegen, weil der Geist ebenso wie die ungeschaffene Materie das von ewig her Dazukommende ist, als das leere Bewußtsein, nicht erschaffen mit apriorischen Vorgaben.

Für den Abendländer ist zur Not eine ungeschaffene Materie, die latent als Plan in Gott existiert noch vorstellbar, aber nicht mehr der philosophisch gedachte reine Geist, der inhaltslos und ohne Bewußtsein zu denken wäre. Seine ihm zugeschriebene Inaktivität befremdet uns, und doch hat er eine Funktion, nämlich durch seine bloße allumfassende Anwesenheit Wirkungen zu erzielen, deren Ursache nicht in ihm verborgen sind, sondern in den Objekten selbst. Wir erinnern an die Version, daß Gefühle nicht aus dem Menschen erstehen, sondern Zustände des Objekts sind, die sich auf den Menschen mit der Hilfe des im Herzen. wohnenden Purushas übertragen.

Das Sâmkhya bemüht sich um Beweise für die Existenz der Seele, was angesichts deren Leugnung durch den Buddhismus für den heutigen Betrachter nicht ganz uninteressant ist. Obwohl die Seele sich als durch sich selbst als existent erweist, werden in den Texten bestimmte Beweise angeführt. Vor allem geht man von Ichbewußtsein aus, das es ohne Seele nicht gäbe, wie der Schatten ohne Schatten werfenden Gegenstand oder wie das Bild ohne Original nicht sein kann. Aniruddha und Mahâdeva Kommentar zu Sûtra III, 12:

..."Wenn so die Überzeugung ist, daß das Ich im Körper ohne Âtmâ sein soll, dann könnte auch das Ich in einem toten Körper sein; aber so ist das nicht. Wie vergleichsweise ohne Bräutigam kein Glanz, so ist ohne Mauer kein Ornament. Der Feinleib ist nichts anderes als Âtmâ." --Yadyâtmanâ vinâ dehe 'hamiti pratyayah (Überzeugung), tadâ mrtadehe 'hamiti syât.
Die Notwendigkeit der Seele ist in sofern einleuchtend, weil es einen geistigen Lenker des ungeistigen Wagens geben muß, so wie die ungeistige Materie durch das geistige Prinzip gelenkt wird, wobei nicht der Wille, sondern das bloße Vorhandensein genügt, um die Materie, ähnlich der magnetischen Wirkung auf das Eisen, zu beeinflussen.[4] Der nächste Schritt von der Anwendung der Grundlehre war die Annahme eines „Empfinders". Die Sensationen wie Freude, Schmerz u.dgl. werden ichhaft gefühlt. Die Organe, deren unbewußte Empfindungen ihnen als wesentlich Zugehöriges angesehen wird, können nur Objekte sein und nicht gleichzeitig empfindendes Subjekt, deshalb muß es etwas geben, dem nicht Freude oder Schmerz angehören. Dieser Bewußtsein habende Registrator, das ist die Seele.[5]
In alter Vergangenheit war es Purusha, der über der Vielheit der Weltbausteine als ein Einziges stand. Einst stellte er die allumfassende Übergröße des Einen dar. Doch angesichts der endlosen Mannigfaltigkeit der Natur, verteilte er sich über alles Daseiende.
Im Epos wird die Frage diskutiert, ob es einen oder viele Purushas gebe. Hier wurde noch geantwortet, daß der eine Purusha der Ursprung der vielen sei, daß in ihn, den Gunalosen, jene, wenn sie gunalos geworden sind, eingehen.
Die Kârikâ spricht im Singular von „dem Purusha", daß an eine Vielheit gedacht wird, läßt sich nicht aus den Sätzen entnehmen.
Der Gegensatz von Purusha und der dreigunahaftigen Natur führt zum Schluß, daß diese nur in einem Exemplar besteht und jener als ihr Entgegengesetztes in vielen Exemplaren vorhanden sein muß.
Nach Klaus Rüping werden in der Taittiríya Upanishad (2.1) 7 Purushas erwähnt, „in which the five elements arise directly from the âtman and give rise to the purusha",[6] wobei mit purusha der aus den Elementen entstandene Mensch gemeint ist.

„Tasmâdvâ etasmâd âtmana âkâçah sambhrtah
âkâçâdvâyuh / vâyoragnih/ agnerâpah/
adbhyah prthiví /
prthivyâ(h) aushadhayah / aushadhibhio 'nnam/ ... sa vâ eva purusho
'nnarasamayah"
(Taittiríya-Upanishad, Brahmavallí 2,1)

„De ce Soi est issu l'espace. De l'espace le vent. Du vent le feu. Du feu les eaux. Des eaux la terre. De la terre les plantes. Des plantes la nourriture. La semence de la nourriture. L'homme de la semence". (Renou)

„Aus Brahman (Âtman) ist der Raum (Äther) [âkâça] entstanden. aus dem Âkâça der Wind, daraus das Feuer, aus dem Feuer das Wasser, daraus die Erde, aus der Erde die Pflanzen, aus den Pflanzen die Nahrung, aus der Nahrung der Mensch. Dies eben ist der Mensch, bestehend aus Nahrung und Wasser (rasa)."
Jacobsen berichtet, es gebe eine Vorliebe in einigen Texten „to relate groups of eight creative principles to the eight Prakrti-s of Sâmkhya and Yoga. Manusmrti I, 19 refers to the ‚seven purusha-s possessing great strength' (*saptânâm purusânâm mahaujasâm*) born from Brahmâ (the first *purusa*), and from whom the universe has arisen. These *purusa-s* are identified with the ‚material causes' (*prakrti-s*) of the universe, mahat, ahamkâra and five tanmâtra-s." [7]

Die 5 Elemente entstehen direkt aus dem âtman und daraus indirekt purusha, der Mensch. Im Çatapatha Brâhmana vereinigen sich 7 getrennte Purushas zu einem, dem Schöpfer Prajâpati.

Im Purusha-Sûkta sind die Götter die tätigen Schöpfer der Welt, „while the material out of which the world is made", so Macdonell, „is the body of a primaeval giant named Purusa. The act of creation is here treated as a sacrifice in which Purusa is the victim, the parts when cut up becoming portions of the universe....The religious view ist moreover different from that of the old hymns, for it is pantheistic: 'Purusa is all this world, what has been and shall be'." [8]

Dies ist, so Macdonell weiter, der Anfang der pantheistischen Philosophie in Indien. Die metaphysische Aussage von der Durchdringung aller Dinge ergab in konkreter Sicht eine Vielzahl von Purushas, was andererseits eine allseitige Potenz darstellt:

„Sahasraçírsha Purushah, sahasrâkshah, sahasrapât, sa bhûmim viçvato vrtvâ ..."
(Purusha-Sûkta, 1)
"Tausendköpfig war Purusha mit tausend Augen und tausend Füßen, (vergegenwärtigend alle Geschöpfe), die Erde auf allen Seiten bedeckend. "

Der wahre, rein geistige Purusha ereignet sich nur bei den von den Wiedergeburten Erlösten. Bei allen anderen Individuen kommt er nur vorübergehend während des Schlafes oder im Zustand der Kontemplation vor.
Zur Individuation gereicht es, nachdem sich aus den vierundzwanzig tattvânis (Elementen) Körper und Organe der Lebwesen gebildet haben, mit denen sich 7 der Purusha aufgrund des jeweiligen menschlichen
Karmas verbindet. Durch das Eingehen in die Vielzahl der Körper und der karmabedingten Beschaffenheit des jeweiligen Objekts entsteht die Vorstellung von der Vielfachheit der Purushas. In Wirklichkeit ist Purusha eine kosmologische Einheit.
Im Kûrma-Purâna erfolgt dazu eine Erklärung: Der an sich farblose Kristall erscheint rot, wenn eine rote Hibiskusblüte hinter ihm sich befindet. Dadurch,

daß der Purusha sein Licht auf den Körper, die Denkorgane usw. wirft, werden diese scheinbar geistig (Str. 20), so daß die Illusion hervorgerufen wird, als gäbe es eine denkende, fühlende, wollende, handelnde empirische Seele (jíva). In Wahrheit ist diese Seele keine einfache Substanz wie bei anderen Schulen, sondern ein scheinbares Zusammengesetztes aus zwei verschiedenen Dingen, aus dem unveränderlichen Bewußtseinslicht und den feinstofflichen Potenzen, die aus der Prakritih stammen. Purusha verbindet sich mit dem aus Buddhi, Ahamkâra, Manas, den fünf Erkenntnis- und fünf Tatorganen bestehenden feinen Leib (Lingaçaríra) und bewirkt in der vom Samsâra geprägten Zusammensetzung dieser Existenz-grundlagen, aufgrund der Wirksamkeit der Gunas, das Hervortreten der Individualität. Dieser mystische Vorgang erfährt keine weitere Erklärung, so daß der Nachvollzug für uns unerledigt bleibt.

Die Unklarheiten der Stellung des Purushas, ob ein Einzelnes oder Vieles, geistige Leerheit oder geistvoll, liegt meist daran, daß bei der Interpretation durch andere Sprachen die Vieldeutigkeit Schwierigkeiten macht. Verfolgt man den Text bei Macdonell (Sanskritwörterbuch), so reicht die Palette der Bezeichnungen von Mensch, Mann, Begleiter, beseelendes Prinzip, Seele, Universal-Seele, bis Höchster Geist und noch mehr.

Die nächste Schwierigkeit besteht für den Deutschen aus englischen Übersetzungen und desgleichen aus französischen, die uns gewohnte Exaktheit zu ermitteln. Im Englischen wird für Purusha „consciousness", Bewußtsein, angegeben. Im Sanskrit steht für Purusha auch das Verb „jñâ", was unter anderem Wissen, Kenntnis haben, erkennen, wahrnehmen heißt. Unter „jñânam" steht außer Wissen auch Bewußtsein. Purusha steht auch für „cetanâ", Geist, Verstand. (engl. Mind), wobei zu unterscheiden ist zwischen cetanâ von cittavrittih oder antahkaranavrittih, (reiner) Geist von Denkprozeß oder logischem Schluß. Englische Übersetzungen bringen diesen Geist mit ‚consciousness' zusammen, was Schwierigkeiten bereitet, wenn darunter Bewußtsein zu verstehen ist oder reines Bewußtsein, das frei ist von (zweifelnden) Denkprozessen, davon unterscheidet das Englische ‚awareness', was ebenso Bewußtsein heißt wie 'bewußt werden', eigentlich Gewahrwerden.

Reines Bewußtsein, viçuddham jñânam, ist nur metaphysisch verstehbar etwa wie Kants reine Vernunft. Den Geist als reines Bewußtsein, frei von Zweifel und Denken beschreibt die Kârikâ:
„Nachdem ich die (Übungen der 25) Prinzipien absolviert habe, bin ich nicht, nichts ist an mir, es gibt kein Ich, denn ich bin davon befreit. Nur augrund des Nichtzweifels entsteht das reine Bewußtsein. (Nichtübertragung von Perzeptionen in Vorstellung)

Kârikâ 64:
„Evam tattvâbhyâsân nâsmi, na me nâham ity apariçesham / aviparyayâd
viçuddham kevalam utpadyate jñânam."

Gaudapâda kommentiert: "Ce savoir est absolut car il ne comporte pas de contradiction, c'est à-dire de doute. En effet, il est pur, absolu, c'est lui seul qui est cause de la délivrance...Le savoir... est la connaissance qu' a l'Esprit des vingt-cinq principes."

Reines Bewußtsein ist unfähig zur Produktion. Um diese anzuregen, muß ein zweites Prinzip vorhanden sein, so daß beide Prinzipien, Kräfte wäre nicht der richtige Ausdruck, ihre Gleichwertigkeit behalten. Es fehlt nun etwas, das den Prozeß der Entwicklung und das weitere Fortbestehen in die Wege leitet und aber auch ein Konzept erkennen läßt, das die Aktivitäten der Gunas nicht zwecklos erscheinen läßt. Es ist die Vermittlung des Purushas, der eingeht in die menschlichen Körper und die Ich-Erkenntnis, die Sinneswahrnehmungen, das Objekt-Subjekt-Erlebnis als Erkenntnis der Welt und dgl. veranlaßt.

Dabei darf nicht vergessen werden, daß der Entwicklungsprozeß, die Bewegung der Gunas, nur mit Hilfe des Purushas für uns erkennbar wird. Die Entfaltung der Prak<u>r</u>tih muß aus bestimmtem Grund für den Menschen sichtbar und verstehbar werden, denn nur wegen der Menschen entfaltet sich die Natur, und es wäre dieser Prozeß umsonst, wenn er nicht die moralische Bedeutung der Erlösung hätte.

Ähnliche Gedanken hatte Schopenhauer, wenn er sagte: „Die Kraft, welche das Phänomen der Welt hervorbringt, mithin die Beschaffenheit derselben bestimmt, in Verbindung zu setzen mit der Moralität der Gesinnung, und dadurch eine *moralische* Weltordnung als Grundlage der *physischen* nachzuweisen,- dies ist seit *Sokrates* das Problem der Philosophie gewesen." [9]

Es ist der nämliche Purusha, der sich in Verbindung mit der Materie als deren Katalysator erweist und im Menschen den Verstand beflügelt, die Dinge in ihrem Zusasmmenhang zu begreifen.

Purusha dirigiert nicht die Objekte der sich entäußernden Materie zu einem Sinnvollen, sondern die Veranlagung der Materie enthält schon an sich ein zielstrebendes Verhalten. Purusha erklärt sozusagen dem Menschen das Naturgeschehen, und dieser transponiert dank seines Verstandes und seiner Gefühle, das schon an sich geordnete Umfeld in sein Gedächtnis. Nicht der Mensch erfindet die Ordnung der Natur, sondern diese ist bereits zweckmäßig vorhanden; sie wird als solche mit Hilfe des Purushas verstanden. Grundsätzlich besteht aber die Differenz zwischen Natur und Geist. Der Geist (purusha), in Kontakt mit Natur, scheint dieser Bewußtsein zu verleihen, weil während der Aktivitäten der Gunas der an sich für sich seiende Geist den Anschein erweckt, die Geistigkeit an die Natur zu übertragen. (Kâr. 20)

Wie, so wird in der Kârikâ erklärt, in dieser Welt ein Krug mit Kaltem in Verbindung gebracht uns kalt erscheinen und mit Warmem uns warm erscheinen, so wird vom feinstofflichen Körper mit seinen 23 Aggregaten gesagt, daß er Bewußtsein habe, sobald er mit dem Purusha die Verbindung eingeht. In

Wahrheit ist der Geist inaktiv, auch wenn ein Mensch handelt oder in Bewegung ist. Die Gunas selbst machen die Bewegung, nicht Purusha.
Der überaus mystisch anmutende Vorgang, die pure Anwesenheit des ruhenden Geistes bewirke eine Evolution, kann nur so gedeutet werden, daß erst der Geist in der Distribution die Menschheit die intelligente Entwicklung des Weltganzen erkennen läßt. Purusha ermöglicht die Erkenntnis vom evolutionären Geschehen im Kosmos, aber er selbt veranlaßt keine Bewegung der Guna-Attribute. Purusha ist primär die Einheit des Geistes in Ergänzung der Prakrtih, jedoch als eigene Wesenheit, so daß sich ein Dualismus ergibt ohne Hinweis auf einen göttlichen Schöpfer und Erhalter.
Diese geistig-seelische Einheit durchzieht vorrangig das Menschengeschlecht und verbindet sich mit den individuellen Beschaffenheiten des Einzelnen, so daß eine Vielzahl von Purushas angenommen wird.
Zum ‚mind-body-Problem' fragt Pevvett, ob ‚citta-vrtti oder antahkarana-vrtti, ob purusha oder reines Bewußtsein (durch keine Empirie getrübtes) – reiner Bewußtseinszustand oder purusha als „inneres Organ" gemeint sei – Seele ?
Zum Begriff Purusha erläutert Roy W. Pevvett : „Non-technical Sanskrit translation of ‚Person'is purusha." [10] Der Begriff des Purushas erweist sich aber als dualistische Deutung:1. als nicht-geistig tätiger Status, nicht-physisches Phänomen 2. als physischer Status in der Person
„Not a Cartesian mind-body dualism", sagt Pevvett, „Sâmkhya-Yoga is dualist and reductionist...dualist and eleminativist less a mind-body than a consciousness-mind dualism." (Ebd.)
Ein Dualismus von Bewußtsein und Verstand ?
Die angenommene Vielzahl beruht auf der nicht-synchronen Aktivität der Gunas, sagt die Kârikâ, denn wegen der besonderen Bestimmung jeden der Gunas und deren Bewegung können diese nicht in eine Gleichzeitigkeit eintreten. Das heißt auch die interne Bewegung der Gunas ist nicht vom Intellekt gesteuert und anscheinend willkürlich.
Die Möglichkeit der punktuellen Flechtung des dreifachen Gunastranges ist mathematisch gesehen nicht endlos, denn es gibt nur drei hoch drei Konstellationen.
Die erscheinende Vielzahl der Purushas wird in der Kârikâ gleichsam durch die gegenseitige Opposition und Verflechtung der Gunas demonstriert.
Kâr. 18:
jananamaranakarananâm pratiniyamâd (Bestimmung) ayugapat (nichtgleichzeitig) pravrtteçca (von Natur aus) purushabahutvam siddham (bewiesen) traigunya-viparyayâc caiva. Kâr.18
„Aufgrund der Bestimmung des Geschehens von Leben und Tod und der Natur ist die Vielzahl der Purushas bewiesen und auch aufgrund der Nicht-Gleichzeitigkeit der Dreiheit der Gunas."
Gaudapâda kommentiert: "De plus: *et qu'enfin il y a opposition entre les tros*

attributs. ...Ainsi, dans la vie courrante, une personne pure, en qui le sattva prédomine, est heureuse; une autre, en qui prédomine le rajas, est malheureuse; une autre, en qui prédomine le tamas est hébétéé; donc, on proeve la pluralité des Esprits à partir de l'opposition entre les trois attributs."

Die logische Beweisführung für die Vielzahl der Purushas und gegen die Annahme einer einzigen geistigen Omnipotenz liest sich in der Kârikâ. nach Gaudapâda:

Wenn ein einziger Purusha wäre, berichtet die Kârikâ, so würden gleichzeitig alle Geburten erfolgen und wenn jemand stirbt, würden alle zur selben Zeit den Tod erleiden. Wenn ein Gebrechen irgendwo entstünde, dann würden alle damit behaftet sein. Da es aber so nicht ist, weil Geburt, Tod und Beschaffenheit der Organe individuell bestimmt sind, sagt der Kommentator, ist die Pluralität des Purushas, des Geistes (und der Seele), bewiesen.

Durch die Substitution des Purusha, den zweiten Faktor des Dualismus, der als Seele und geistiges Element auftritt, hat die Urmaterie, mûlaprakrtih, sich entfaltet. Purusha ist nach Sâmkya nicht aus Mûlaprakrtih entstanden, sondern ihr ebenbürtig zur Seite.

Purusha an sich ist inaktiv, erst das Zusammen mit der Urmaterie bewirkt die Entfaltung der Welt, wobei die drei Gunas in ihrer spezifischen Weise tätig werden.

Es ergibt sich eine Doppelfunktion des Purusha : Er erscheint für den Menschen als Veranlasser der Evolution, ist aber mit seiner Anwesenheit in uns allen der Spiegelhalter der Entwicklung, so daß je nach Konstellation des Intellekts diese begriffen wird.

Das grundsätzliche Vermögen zu denken und zu erkennen wird durch den Purusha angeregt, so daß aus dem Unbewußten ein Bewußtes entsteht, aus dem Einen ein Vieles, aus dem Unräumlichen ein Räumliches usw. so daß aus dem reinen Bewußtsein des Purusha in uns ein solches wird, das mit dem Intellekt ein Gewahrwerden bewirkt.

Der Purusha als Katalysator der Evolution, wie Kârikâ 64 beschreibt, wird als ‚leer' bezeichnet, vergleichbar mit einem Neugeborenen, das Veranlagung für die Lebensbewältigung in sich trägt, aber sich dessen noch nicht bewußt sein kann. Sein Bewußtsein ist daher leer.

Aus mûlaprakrtih, der Urmaterie, wird nichts Neues geschaffen, sondern in ihr ist alles schon potenziell enthalten, was durch Geist und Seele geweckt wird. Sâmkhya vertritt eine Evolutionslehre, welche die Präexistenz aller Produkte in der Ursache behauptet.

Erinnerlich dabei wird die Monadenlehre Leibniz', in der die ‚fensterlose' Monade das ganze Weltall enthält. H.v.Glasenapp spricht vom geistigen Prinzip im Vergleich mit inaktiven Seelen, oder Geistmonaden, dem feinstofflichen Zustand der Körperorgane, mit denen sich Purusha verbindet.

Der Lehre des Sâmkhya angemessen, wird in ihr Bewußtsein vom Denken unterschieden. Bewußtsein liegt vor im Ahamkâra, dem Ich, das aus der Verbindung des Purusha mit dem feinstofflichen Intellekt entsteht. Ahamkâra bedeutet das Selbstgefühl, das zwischen Ich und dem Nicht-Ich, der Außenwelt unterschiedet.

„Consciousness is instead essentially associated with the non-representational pure awarness of purusha. The intentional mental states associated with the material antahkarana are unconscious (acetanah) and not to be confused witrh the pure consciousness of purusha." [11]

Der genannte Grundsatz der Unterscheidung von Bewußtsein und Denken ist hier wiederholt. Bewußtsein als sich seiner gewiß sein mit Hilfe des Ichgefühls samt der Unterscheidungsfähigkeit fungiert theoretisch philosophisch als reines Bewußtsein, wenn es ohne empirische Impressionen auskommt.

Ansonsten ist Bewußtsein im Sinne von ‚bei Bewußtsein sein', ein Gewahrnehmen von sich und der Umwelt.

Purusha, als geistig-seelisches Phänomen gedacht, hat den Status des reinen Bewußtseins. Die Attribute eines solchen sind beschrieben in Kârikâ 64 mit „na me nâham", nichts ist an mir. Zu fragen wäre, ob überhauupt kein Ich vorhanden ist, oder ob es sich um ein reines Ich handelt, das sozusagen sich als fein-stoffliches Gefäß darbietet, welches im Purusha-zustand des Individuums mit entsprechenden Attributen gefüllt wird.

Nâham –na aham, ich habe kein Ich ; na me, bei mir ist nichts, als vorausgegangene Bestimmung der Attributlosigkeit. ‚Ich haben' heißt Bewußtsein haben von mir selbst und der Umwelt – kein Ich haben heißt dementsprechend kein Bewußtseinen haben, aber doch als Substanz vorhanden zu sein.

Cetanam wäre demnach zu übersetzen mit Perzeption, dem englischen ‚awareness', einfaches sinnliches Wahrnehmen. Cetanâ meint waches Bewußtsein mit der Fähigkeit zur Unterscheidung, cittam dagegen soll reines, inhaltloses Bewußtsein bedeuten.

Die Frage, wie das Denken selbst entsteht, wird unbefriedigend beantwortet. Es ist vom Entstehen des Wissens die Rede, durch das Studium und die Meditation der 25 Prinzipien, von den Voraussetzungen des Denkens, dem die Fähigkeit zur Unterscheidung zugrunde liegt, aber nicht wird erklärt, wie der allgegenwärtige Geist seine Geistigkeit auf den Intellekt überträgt, so daß dieser zum Denken kommt. Der Intellekt kann erkennen, weil Purusha anwesend ist, heißt die lapidare Antwort. Daß dem Erkennen geistige Anstrengung vorausgeht, das Denken, darüber gibt es keine Einlassung. Abgesehen davon, gibt es bis heute auch bei uns darauf keine Antwort, wenn man von Äußerlichkeiten der medizinischen Erklärung absieht.

Wie andere Schulen, so stellte sich auch das Sâmkhya die Frage, wie das Erkennen eines Gegenstandes zustandekommt. Man stellte sich vor, die feinstofflichen Erkenntisorgane nehmen die Form des betreffenden

Gegenstandes an. Das Denken übernimmt die dargebotene Erscheinung und von diesem dann das Ichbewußtsein um schließlich im buddhih, im Erkennen, zu landen.
Die Meinung, daß auch die Seele die Form des Objekts annehme und so erkenne, (Yuktadípikâ 95) verstößt gegen die klassische Lehrmeinung, denn die Seele ist untätig und unveränderlich.
Wie entsteht das Wissen ? (Katham jñânam utpadyate ?) wird in der Kârikâ gefragt (63).
Antwort: Durch Meditation über die 25 Prinzipien und bewußtes Denken, ferner durch die dreifache Aktivität der Gunas, Welt als planvoll aussehen zu lassen, wo doch die Urmaterie (mûlaprakrtih) im unentwickelten Zustand keine Reaktionen hat. Für die Materie der entfalteten Welt gilt ihre Herleitung aus einem Vorigen, die Zeitbedingtheit des Existierens, die Räumlichkeit, das aus Teilen Bestehen und die Abhängigkeit sowie die Geistlosigkeit.
Geist, Purusha, ist nicht wie in der Zeit des Epos aus dem Brahma entstanden vorgestellt, sondern wird als ungeschaffen bezeichnet, dem keine Aktivität zugeschrieben wird, sondern allein durch seine Existenz Funktionen in Gang setzt. Solches erinnert an die vierte Existenzform der Natur von Johannes Scotus Erigena (gest. 889), in der es weder Geschaffenes noch Schaffendes gibt.
Objekte außerhalb der Sinne erreicht der Mensch durch Analogieschlüsse, wird in der Kârikâ 6 gesagt. Außerhalb der Sinne gibt es keine Information - es sei denn durch die Überlieferung.

" Tasmâd api câsiddham paro'ksham âptâgamât siddham"
[Glossar: par'oksha unfaßbar, asiddham das Unbekannte, âpta âgamah Tradition]

"Aufgrund der Tradition ist das unfaßbare Irreale Realität. " So zum Beispiel Indra, der Devarâja, die Kuru im Norden, die himmlischen Nymphen werden durch die Tradition Realität.

„Çodaçakastu vikâro na prakrtir na vikrtih purushah" –
"Die 16 Elemente sind erschaffen, aber der Geist ist weder erschaffen noch Schaffender." Kârikâ 3
Prakrtih und Purusha, die zwei Säulen des dualistischen Materialismus, stützen die Welterklärung des klassischen Sâmkhya, ohne einen Weltenlenker zu Hilfe zu nehmen.
Durch Pañcaçikha behält das Sâmkhya zwar seinen Dualismus, aber es wird in seiner rigorosen, auf sich gestellten Zweiheit getrübt. Nach Pañcaçikha widersetzt sich der Geist nicht der Natur, wie es im Verhältnis zweier Opponenten, als welche sie im allgemeinen ausgegeben werden, geschieht, sondern es sind zwei Aspekte einer Realität: Die statische, unentwickelte Urnatur und die evoltierte Natur im Zustand der Veränderungen.

Wenn es sich nur um zwei Aspekte ein und derselben Existenz handeln soll, dann entstand die Zweiheit aus einem Einzigen und führt letzten Endes zu einem Schöpfer-Gott oder zu einem Hiranyagarbha..
Mit der Formulierung der Aspekte gibt Pañcaçikha dem klassischen Sâmkhya eine theistische Tendenz, denn die Rückführung der Formulierung weist auf das Eine hin.
Es gibt tatsächlich in älteren Texten vor der Kârikâ vishnuitisches Sâmkhya, das sich im Mahâbhârata wiederfindet. Nârâyana, durch Lakshmi personifiziert, manifestiert sich in zwei Formen, einer statischen und einer dynamischen. Zeit und Geist sind dem statischen Zustand zugeordnet, und Dynamik bezieht sich auf die Bewegungen der Gunas. Prakriti erweist sich als deren Bewahrerin des Gleichgewichts.
Im Ahirbudhnyasamhitâ ist Purusha nicht mehr der reine Geist, sondern ein Zustand des Selbst. Anfänglich repräsentierte Purusha die Manifestation sämtlicher Lebenskeime und erst später wurde er zur Verbindung von Geist und Natur.
Die Çvetâçvatara-Upanishad, stark beeinflußt vom Sâmkhya, beruft sich auf den Çivaismus, und Kapila, der sagenhafte Begründer des Sâmkhyas, wird dort als eine Inkarnation Çivas ausgegeben, obwohl man ihn später im Mahâbhârata als einen der 24 (Verkörperungen) Avatâras Vishnus erklärt. Dadurch ist man geneigt zu glauben, Sâmkhya nähere sich dem Çivaismus oder dem Vishnuismus.
Auch die Tatsache, daß das Sâmkhya als Grundlage der Bhagavad Gîta fungiert, läßt meinen, das Sâmkhya tendiere zum Theismus.
Ein wichtiger Kommentator des 9. Jahrhunderts, Vâcaspati Miçra, hielt sich gern an die Lehre des Yoga, als er kommentierte. Er führte wieder die theistische Idee aus Teilen des alten epischen Sâmkhyas ein. Zu den 24 Prinzipien der klassischen Schule, dem sich das geistige Prinzip angliedert, setzte er eine Art Über-Purusha hinzu, einen übergeordneten Geist, von dem die unzähligen Purushas und die Natur abhängen.

5. Die Gunas

Eine besondere Frage war, wie die Mannigfaltigeit der Dinge entstanden sei. In der brahmanischen Zeit nahm man drei Urelemente an, durch die und deren Mischung das All seine Entstehung verdankt.
Die Entfaltung der Welt aus der Urmaterie beruht auf der Aktivität der drei „Gunas".
Ihre Übersetzung ist nicht ganz einfach. Ursprünglich bedeutet gunah ‚Strang', doch wird auch in den jüngeren Sûtras gunah mit ‚Qualität' interpretiert. Jacobi (Göttinger gelehrter Anzeiger, 1895, S. 203 f.) setzt sich dafür ein, daß die drei Gunas zwar Bestandteile der Urmaterie seien, aber ursprünglich doch

Qualität bedeuten, weil in der Zeit ihrer Entstehung die Kategorie Eigenschaft von Substanz noch nicht klar getrennt worden war.
Erich Frauwallner sagt: „Der Begriff der Eigenschaft als eigener Katagorie des Seins war zu seiner Zeit noch nicht entwickelt. Das ist erst die Leistung des späteren Vaiçesika-Systems. Eigenschaften erschienen damals noch dinghaft, als eigenständige Wesenheiten." (Frauwallner, a.a.O., S.306)
Der Ausdruck ‚Eigenschaften' hat im westlichen Raum zu Mißverständnissen geführt, so daß Frauwallner lieber von ‚Konstituenten' spricht. Auch Larson und Bhattacharya verwenden den Ausdruck: „Primordial materiality is made up of three constituent processes." [1] Darüber hinaus wird das Wort gebraucht im Sinne von Unterordnung. Zweitrangigkeit und im Nyâya-Vaiçeshika steht es für Attribut einer Substanz oder eines Dinges. Auch im ethischen Bereich wird ‚guna' verwendet für Verdienst oder moralische Tugend. Für den Abendländer bereitet die Mehrdeutigkeit vieler altindischer Wörter ohnehin eine Schwierigkeit der Übersetzung.
Pañcaçikha, der mit Kapila, dem vermutlichen Begründer des Systems, genannt wird und als einer der Ältesten der Sâmkhya-Schule zu gelten hat, bestimmt die drei Gunas (gunâh) nach Frauwallner als sattvam, rajas und tamas (Güte, Leidenschaft und Finsternis), Larson übersetzt mit Intelligibilität, Aktivität und Trägheit.

Nach Pañcaçikha ist der Geist nicht mehr in Opposition zur Natur. Natur und Geist sind Modalitäten von ein und derselben Realität.
Die Gunas sind nicht Produkt des Unentfalteten, wie cetanâ oder mahâbhûtâni, wie Vernunft und Elemente. Sie sind mit prakritih unentstanden und das „Seil", was guna auch bedeutet, aus dem prakritih gewunden ist. In der Fantasie der älteren Sâmkhya-Autoren stehen die Gunas stärker in der Beachtung als das Avyakta, das Unentfaltete. Die abendländische philosophische Auseinandersetzung mit Geist und Materie (sowie auch gewisse indische Systeme, die zwischen Materie und Geist schweben bleiben), umgeht das Sâmkhya, indem es den Geist nicht der Materie gegenübertreten läßt, sondern die Gunas. Sie formieren aufgrund der Weltmatrix unter Anwesenheit des Geistes, Purusha, die Bausteine der Welt und des Lebens. In Verbindung mit dem Karma des Menschen gestalten sie das Schicksal.
Die Erlösung aus den von den Gunas gewobenen Fäden, gleich denen der Nornen aus der nordischen Göttersage, ist das Hauptanliegen aller indisch-philosophischer und religiöser Gedanken, so auch des Sâmkhya. Dieses steht mit seinem System, das oft mit dem pythagoräischen verglichen wird, zwischen Veda und Neuzeit.
Avyakta, das Unentwickelte, erscheint unter den Aspekten der Beharrung und der Veränderlichkeit. Letztes ist die Natur mit den 3 Gunas (siehe Çarîrasthâna, Carakasamhita cp. I, 52-66), die erst mit der Weltentwicklung tätig werden.
Oft geht man im Mahâbhârata aus von Intelligenz oder Geist, zum sens

commun, allgemeinen Geist, ohne das Prinzip der Individualition zu beachten. Die Intelligenz transformiert sich in die Sinnesorgane und in die Elemente mit Hilfe der Gunas. Unter Sattva erscheint der allgemeine Geist, unter Rajas erscheinen die Objekte der Sinne, unter Tamas die Urelemente.
Unter der Bezeichnung ‚Guna' variieren die Übersetzungen. Man gebraucht sie, um die Sinnesobjekte zu bezeichnen, die feinstofflichen Elemente in Beziehung zu setzten mit den Urelementen, (Mah. 12, 177, 26-27). An anderen Stellen hat guna die Bedeutung der Modifikation (vikâra), jedes Prinzip ist die Veränderung (Guna) des vorigen. (Svet. Up. III,17) Man findet auch Guna im allgemeinen Sinn von Qualität, wo sich der Ausdruck an das Bhâva (Disposition) angleicht. Guna hat aber auch die Bedeutung von Tugend.
Prakrtih, oft im Plural gebraucht, mit den 8 Aktivitäten (prakrtayah), wie sie im klassischen Sâmkhya figurieren. (Kârikâ 45 u. 48), ist durch die Beharrlichkeit unterschieden von den wechselnden Gunas.
Die Ruhestellung der Prakrtih im unentwickelten Zustand bewirkt das qualitative Ausbalencieren der Gunas. Deren eines mit ‚sattvam', Klarheit, das andere mit ‚rajas', Aktivität, und das letzte mit ‚tamas', Finsternis bezeichnet wird. Diese klassische Interpretation ist zur Tadition geworden und hat andere Systeme beeinflußt.
Sattva ist zunächst als Sein zu verstehen im Sinne von Existenz. (Ethymologisch zurückzuführen auf die Wurzel ‚as', sein). Daneben findet sich das Wort in einigen Passagen des Mahâbhârata (z.B. XII,18,31) in der Bedetung von buddhi, Bewußtsein, Intellekt) . Darüber hinaus weist es hin auf Güte, Klarheit. In der Kârikâ erscheint es als Licht, Reinheit. Oft genug wurde sattva mit tejas vertauscht, welches ebenso Licht, Sonnenwärme bedeutet.
Rajas in der ursprünglichen Bedeutung meint Staub, Lichtstaub der Atmosphäre, das Medium zwischen den Sonnenstrahlen und die träge Dunkelheit, welche die Erde repräsentiert.
In der klassischen Epoche wird es mit Aktivität oder Affektivität übersetzt.
Tamas ist die Dunkelheit oder die Opposition zum Licht, welche Bedeutung schon seit dem Rig-Veda [2] besteht, außerdem heißt es schwach, matt.
Gunas stehen außerhalb der Reihe der tattvas und fallen nicht unter den Begriff ‚bhâva' (potentielles Sein) oder bhûta (geschaffene Dinge). Sie sind nicht physische Realität, sind keine Veranlagung oder eine in Erscheinung tretende Struktur. Vielmehr sind sie in der indischen Vorstellung eingebunden in einen fortlaufenden Generationsprozeß innerhalb der Dreiheit der ursprünglichen Materie, wiedergegeben als ‚Konstituenten'.
Die Gunas sind kosmisch, die Welt durchziehend; sie sind aber auch psychologisch zu verstehen, wie es das klassische Sâmkhya lehrt. Sie formieren eine Dreiheit, wie diese gern im indischen Gedankenkreis verwendet wird [3], aber auch stellen sie sich dar als Paar, das von einem dritten Element überlagert wird. Verschiedene Passagen des Epos erwecken den Gedanken, die Schöpfung

sei ausgegangen von zwei konträren Prinzipien. Tapas (statt sattva), welches die Glut der Götter und Tamas, das dunkle Element, das den Asuras, den Gegengöttern zueignet. Tapas zerstört nicht nur die Finsternis tamas, sondern auch rajas, den man mit tamas verbindet, denn beide sind die Ursache von Verwirrung und Unkenntnis. Das epische Sâmkhya sieht die Erlösung nicht in der Hintanlassung aller drei Gunas, vielmehr soll Sattva über die beiden anderen triumphieren. Das klassische Sâmkhya sieht die Erlösung in der Überwindung aller drei Konstituenten. In der Überwindung sattvas sehen manche Kommentatoren eine Parallele zum Buddhismus, denn in ihm ist die Erlösung verbunden mit dem Erlöschen aller Akte, den schlechten wie den guten, weil die einen wie die anderen an die Existenz binden.
Sattva ist nicht allein das Licht, wie es in historischer Betrachtung zu sein scheint. Im Çatapatha Brâhmana bezeichnet sattva eine Art höheres Sein. Im Pancavamsa Brâhmana (XV,12,2) wird gesagt, „derjenige, der so handelt, erreicht das Sattva", was heißen soll, einen übergeordneten Wesenszustand. Çarírasthâna in der Caraka Samhitâ (I, 47) erklärt sattva als Ursache der Elemente, und buddhi in der Katha Up. (VI, 7) wird verglichen mit Verstand.
Die Konstituenten des Dreierprozesses werden nie einzeln in Aktion gedacht, sondern sie sind stets miteinander verwoben. So ist das Unangenehme nur eine gelegentliche Modalität des Angenehmen, und es ist unmöglich, daß eine längere Phase der einen Gunaverwicklung andauern kann, weil die anderen Modalitäten der mitwirkenden Gunas damit in Verbindung stehen.
So sind die Konstituenten des Dreierprozesses beschrieben als „wechselseitig dominant, voneinander abhängig, generativ und kooperativ".

    Prítyapríti vishâdâtmakâh prakâçapravrttiniyama arthâh/
    anyo'nyâbhibhavâçraya janana mithuna vrttayaçca gunâh// Kâr. 12
=[anyah anya abhibhava açraya janana mithuna vrttayaç ca gunâh]
Glossar: vishâdah Ekel, âtmakah Wesenheit, niyamah Einschränkung, pravrttih Evolution, abhibhava höhere Kraft, âçraya abhängig, mithuna durch Kopulation, [vrttayah ca = vrttayaç ca] vrttih . Brauch - vrttayah Pl.

"Die Gunas haben durch ihre Wesenheit Angenehmes, Unangenehmes sowie Ekel bei sich, die Fähigkeit die Evolution und deren Glanz in Gang zu halten und zu begrenzen. Sie sind wie durch eine höhere Kraft voneinander abhängig und schaffen Neues durch Kopulation wie es sonst der Brauch. "
Die angemessenen Äußerungen der drei Gunas sind das in- Erscheinung- treten- lassen, die Manifestation der Urnatur, deren Erhaltung und Entwicklung und deren Zurückhaltung oder Begrenzung ‚niyamana'.[4] Parallel dazu beziehen sie sich auf psychische Zustände wie Lust, Leid und Unlust (oft mit Trägheit gleichgesetzt) Alle Dinge sind aus der unterschiedlichen Dominanz der drei Gunas zusammengesetzt (trigunâtmaka).

6. Die Feinstofflichkeit

In manchen indischen Lehren erscheint der Begriff ‚sûkshmaçaríram' oder ‚lingaçaríram', feinstofflicher Körper, dessen Wesen das Stoffliche nicht überschritten hat, sondern immer noch der Materie zugerechnet wird. Er ist nicht identisch im Sinne der neuzeitlichen Anthroposophen mit dem ätherischen Leib, der unsichtbar den physischen Körper umgibt, sondern er ist eine andere Erscheinungsform der Materie, nämlich materiell unsichtbar und unfühlbar.
Für uns an und für sich eine absurde Vorstellung. Unsichtbare Materie kennen wir aus der Astrophysik, wo wir von schwarzen Löchern im Weltall sprechen, wenn Materie soweit aus eigener Kraft komprimiert ist, daß keine Lichtenergie austreten kann. Ob sie unfühlbar ist, sei dahingestellt, denn hierzu fehlt die Möglichkeit der Feststellung.
Die Frage nach der Feinstofflichkeit ist schwierig zu beantworten, denn was man sich darunter vorzustellen hat, geht aus keiner diesbezüglichen Aussage eindeutig hervor.
Verfolgen wir das späte Sâmkhya, erfahren wir, daß die „tanmâtrâni", die Reinstoffe, aus dem ahamkâram, dem Ichbewußtsein, entspringen, wo vormals es die fünf Elemente taten. Aus diesen gingen die fünf Eigenschaften hervor.
Das Kunterbunt der esoterisch anmutenden Begriffe wurde gelöst: Feinstoffe haben mehrere Eigenschaften, Reinstoffe nur eine Eigenschaft.
So ist der Laut eine Reinstofflichkeit, ebenso sind Geschmack, Geruch, Berührung reinstofflich. Das hielt aber nicht ab, von der Feinstofflichkeit der Reinstoffe zu reden.
Der Sûkshmaçaríra wird in der indischen Philosophie als der Leib bezeichnet, der den Tod überdauert und in der Bewegung des Samsâra die Wiedergeburten mitmacht, er ist feinstofflich. Nach dem alten Sâmkhya ist er aus den mahâbhûtâni, den klassischen Elementen in feiner Form gebildet, so sehr fein, daß er unsichtbar ist.
Da es sich beim Laut um Schallwellen, also Bewegung der Luftmoleküle handelt und die Gaskom-bination Luft nach unserem Verständis als feinstofflich einzuordnen ist, ist die Theorie von der Rein-und Feinstofflichkeit in diesem Punkt nicht so ganz abwegig. In ähnlicher Weise ist es mit Geschmack und Geruch, deren Wahrnehmung ebenso auf Molekularbewegung beruht. Schwieriger ist die Erklärung der Berührung, deren Erkenntnis auf die Tastorgane zurückzuführen ist. Hier sind Nervenimpulse, elektrische Signale und Hirnfunktion als feinstoffliche Aktivitäten anzusehen. Aber in diesen Kategorien wurde zur Zeit des Sâmkhya noch nicht gedacht.
Vielleicht wurde hier unbewußt etwas vorweggenommen und in der Form der Zeit wiedergegeben, wie es in der Geschichte doch genügend Beispiele für futuristisches Denken gibt. Michelangelos Flugmaschinen oder Jules Vernes abenteuerliche Ideen sind einige Zeugen dazu.

Wie dem Purusha fälschlicherweise durch die verkehrte Einschätzung Empfinden und Aktion zugesprochen wird, könnte man meinen, daß dem Bewußtsein ebenso Aktivität bei der Perzeption zukommt. Das wäre aber ein spekulativer Aspekt im Nachhinein, der im Sâmkhya nicht erwähnt wird. Somit wäre das Hervorgehen aus dem Bewußtsein nur eine Annahme, so als ob. Es sei denn, es wird ein Bewußtsein der Welt oder eine Weltseele, wie es die Aitareya Up. III,3 verkündet, angenommen, woraus die Elemente entspringen. Analog dazu ist dann das Individuum die Welt im Kleinen.

Vergleichsweise sei festgestellt, daß auch im abendländischen Raum nach der Lehre des *Hippokrates* die vier Säfte im Menschen, gelbe und schwarze Galle, Blut und Schleim, im Zusammenhang mit den vier Elementen gesehen wurden. Gesundheit und Stimmung seien abhängig von der Mischung der Säfte (Temperament).

Wenn Bewußtseinsinhalte der einfachen Art a priori vorhanden sind, dann ist die Perzeption im Grunde eine Transmission dieser Inhalte auf das Externe – ein Hervortreten. Da in der Mûlaprakrti die ganze Welt als sûkshmaçarîra enthalten ist, sind auch analog im Bewußtsein des Individuum a priori solche Inhalte vorhanden, die fälschlich von außen kommend beurteilt werden.

Dazu sagt K. Jacobsen: „Sâmkhya and Yoga, unlike Nyâya and Vaiçeshika, do not believe in ‚prior non-existence' (Prâgabhâva) or ‚posterior non-existence (pradhvamsâbhâva) [Non-existence in consequence of annihilation/ Nichtexistenz infolge der Vernichtung] of the material products themselves, but they share wirh Nyâya and Vaiçeshika an acceptance of the necessity for the pre-existence of substance."[1] Die Neuerschaffung von irgend etwas aus dem Nichts leugnet das Sâmkhya, denn alles ist bereits in einer feinstofflichen vorweltlichen Form vorhanden.

Selbst die Zeit, welche nicht als von außen wirkendes Faktum angesehen wird, ist in den Dingen. Gegenwart ist immer nur ein kleiner Ausschnitt aus dem unendlichen Band der Zeit. Wenn Zukünftiges bereits feinstofflich vorhanden ist, dann ergibt das unweigerlich den Standpunkt der Prädestination und ‚Kismetisierung'. Damit ergibt sich die Frage, wie dann wohl aus eigenem Antrieb die Separation von Prakrti und Purusha, zustandekommen soll. Allerdings sind Erörterungen über die Zeit nicht im klassischen Sâmkhya anzutreffen. Vielmehr geben Aufschluß die Yogasûtras (Patañjâli) 3.52, in denen gesagt wird, die Zeit sei keine substantielle Realität, sondern nur ein Konzept im Kopf der Menschen. Kant zählt Zeit und Raum zur transzendentalen Ästhetik. Diese sind dem Menschen eingeborene Orientierungshilfen, die von ihm als Realität empfunden werden.

Die Sequenz von Augenblicken wird Zeit genannt. „In the single moment of a present however, the whole universe is experiencing a change as all the characteristics of past, present and future exist in the single moment."[2] Dazu sei ein Auszug aus Âranya's Yoga Philosophy of Patañjali gegeben: „What is past

or future ? It is only not being cognized as present. To a person whose power of cognition is not stricted there is nothing past or future, everything is present." (337-338)
„...Für jemanden mit außergewöhnlicher Erkenntnisbefähigung gibt es keine Vergangenheit und Zukunft – alles ist Gegenwart."
Hier ist die typische Überschätzung des Yoga offenbar, was im Westen als Phantasterei ausgegeben wird.
Der Begriff der Feinstofflichkeit findet sich auch in esoterischen Lehren der Neuzeit wieder. Man spricht von Aura, Ätherleib und und Astralleib. Rudolf Steiner spricht von 3 vorhergehenden Verkörperungen der Erde:
„...Es liegt nämlich die Tatsache vor, daß der äußere, physische Leib, der ausgeflossen ist aus dem Wesen des alten Saturn, aus den Geistern des Willens nichts anderes darstellt, als den Willen von außen gesehen.
-...Die Sonnenperiode hat die Erde durchgemacht, um den Ätherleib auf der einen Seite zu begründen durch den Einfluß der Geister der Weisheit, und um zu begründen auf der anderen Seite durch das Fortwirken des Elements der Weisheit dasjenige, was die innere Weisheit reflektiert: das Gefühl. Dasjenige was die Mondemission war, hängt mit dem Astralleib und mit dem Denken in ähnlicher Weise zusammen." [3]
Die außerkörperlichen Erscheinungen wie Ätherleib usw. werden auch hier als feinstofflich erklärt ohne genaue Angaben, worum es sich dabei handelt. Es ist der Phantasie anheimgestellt. Teils sei die Aura der Individuen materiell, da sie für für Begabte sichtbar sein soll, andernfalls für andere eine spiritistische Ummantelung des Körpers, deren Funktion keinen Nachweis hat.
Das Sujet der ursprünglichen Theosophie ist unzweifelhaft der indischen Geisteswelt entnommen, jedoch im weiten Bogen subjektiv verformt.
Als Fazit aller Hinweise auf Feinstofflichkeit könnte gelten, ihr inhärieren energetische Kräfte, ähnlich dem Magnetismus. Doch weitere Spekulationen darüber bleiben subjektive Meinungen.
Die Erwähnung von Feinstofflichkeit (saukshmyam) im Sâmkhya bleibt somit ein Hilfsmittel der Erklärung, wie es auch bei Kant das ‚Ding an sich' darstellt. Bei Schopenhauer wird es als Wille, als kosmische und individuelle Energie inszeniert, was noch am ehesten begreifbar erscheint.
Für Sâmkhya ist der Ausgang von allem die Feinstofflichkeit, da das gesamte Universum im Ruhezustand wie in einem ‚schwarzen Loch', wie es die Astrophysik erklärt, verschwunden zu sein scheint. Es hat sich der Sichtbarkeit entzogen, und das Ergebnis des Vorgangs könnte man feinstofflich nennen. Es ist kein Übergang in eine geistige Ding –an- sich –Region, sondern in eine Verfassung, die sich zwischen Materie und Geist befindet. Purusha ist nicht in Prakrti, sondern, wenn man, um darstellend zu sein, eine Ortsangabe beifügt, ist außerhalb.
Der Vergleich etwa „und der Geist schwebte über den Wassern" kann für

Prakrti keine Relevanz erheben, denn Purusha ist aktionslose Seele-Geistigkeit, die nichts erschafft und nirgends dirigistische Intentionen aufweist.
Leugnet das Advaita, die Lehre von der Nicht-Zweiheit, eine Vorexistenz der Welt und der Dinge in der Mûla- Prakritih sowie die Feinstofflichkeit, behauptet Sâmkhya diese, um Prakrtilaya, den Weltphasenwechsel, erklären zu können.

III. 1 Die Lehre von der Wiedergeburt

Das indische Denken der älteren Zeit war dem Diesseits zugewandt. Obwohl den in das Reich des Todes Eingegangenen im Himmel alle Genüsse offenstanden, wünschte doch niemand in diese himmlische Welt einzugehen. Als einzigen Vorteil schätzte man, daß man in ihr nicht zu sterben brauchte.
Doch setzte sich die Ansicht allmählich durch, daß auch der Aufenthalt im Jenseitigen befristet sei. Der Gedanke vom Wiedertod findet Eingang in die Literatur. Die Existenz im Jenseits ist abhängig vom früheren moralischen Verhalten im Diesseits. Solche Gedanken sind uralt, denn schon im Rigveda wird berichtet, daß die Guten in die Himmelswelt gelangen, die Schlechten in der Hölle versinken. Gute Werke und Opfergaben an die Götter verhelfen zu einem günstigen Schicksal. Diese Vorstellungen begründen den Glauben an das moralbedingte Schicksal (Karma) und die Wiedergeburt als Sühne, welche in den Upanischaden zum festen Bestandteil werden.
Nach der Lehre vom Karma (skrt. kri, - kar, tun), der transzendenten Rückkoppelung der Taten, hat jede Handlung und auch jeder Gedanke eine unsichtbare Folge für den Betreffenden. Lohn und Strafe realisieren sich meist zu einem späteren Zeitpunkt. Dieser kann noch in diesem Leben oder aber jenseits desselben liegen, das heißt in der nächsten Wiedergeburt. Für die Karmalehre ist daher jedes Individuum die Folge und das Resultat des früheren Lebens, wofür es selbst verantwortlich ist. In der Chândogya-Upanischad (5,10.7) wird dies beschrieben. „Welche nun hier einen erfreulichen Wandel haben, für die ist in Aussicht, daß sie in einen erfreulichen Mutterschoß eingehen....- die aber hier einen stinkenden Wandel haben, für die ist in Aussicht, daß sie in einen stinkenden Mutterschoß eingehen, in einen Hundeschoß, oder Schweineschoß, oder in einen Candâlaschoß."
In den Upanischaden tritt zum ersten Mal die Lehre von der Wiedergeburt auf, die für das indische Denken von besonderer Bedeutung wurde. „Die Vorstellung, daß das Tun eines Menschen sein Schicksal nach dem Tode bestimmt, ist bei den Ariern ebenso zu Hause gewesen, wie bei anderen alten Völkern und die Meinung, daß gelegentlich ein Toter wieder auf Erden in Gestalt eines Vogels oder eines Menschen erscheinen kann, war ihnen auch nicht fremd." (Glasenapp, a.a.O., S.38)

Im älteren vedischen Schrifttum finden sich keine Angaben über Wiederverkörperung und aus der vorarischen Zeit Indiens ist davon nichts bekannt.
In der Wiedergeburtslehre findet sich die Antwort auf die Frage, warum das Schicksal so und nicht anders verlaufen ist, warum der eine Mensch ein glückliches Leben führt, während der andere mit Gebrechen behaftet ist, arm und niedrig geboren wird.
Aus der ältesten Zeit ist bekannt, daß Geist und Stoff noch nicht strenger Unterscheidung unterliegen. Aus dem Text der ältesten Teile der Upanischaden ist zu entnehmen, daß das Leben bewirkt sei durch fünf Faktoren: durch den Lebenshauch (Prâna), die Sprache, das Sehen und Hören, durch den Verstand. Nach dem Tod löst sich diese Verbindung der fünf Faktoren und jeder von ihnen geht ein in kosmische Potenzen. So der Hauch in den Wind, Sprache in das Feuer, sehen in die Sonne, das Hören in den Raum als Schallträger, der Verstand in den Mond. Das Karma aber bleibt bestehen, die Vergeltung wird nicht ausgesetzt. Es bildet den neuen Ansatz für die nächste Existenz. In der Brihadâranyaka-Upanischad (3, 2, 13) lautet die Stelle:
„Wenn ein Mensch stirbt und seine Stimme in das Feuer eingeht, sein Odem in den Wind, sein Gesicht in die Sonne, sein Verstand in den Mond, sein Hören in die Himmelsgegenden, sein Körper in die Erde, sein Selbst in den Äther, seine Leibhaare in die Kräuter---wo bleibt da der Mensch ? "
Von einer individuellen Seele ist hier nirgends die Rede, denn auch das Selbst, Âtman, bleibt nicht bestehen, sondern geht ein in den Äther, der die ganze Welt erfüllt als das All-Selbst. Nur das Karma löst sich niemals auf.
Diese Anschauung vom âtman paßt nach Paul Deußen nicht zu den späteren Upanischaden, und er sieht in deren Leugnung des Âtman den Keim zur buddhistischen Lehre.
Helmuth von Glasenapp sagt: „Die alte Lehre, welche eine Vergeltungskausalität der Tat annimmt, hingegen das Vorhandensein einer Seelensubstanz negiert, ist in der Folgezeit in den Upanishaden verschwunden und hat einer neuen Seelentheorie Platz gemacht, welche die Existenz eines unzerstörbaren, geistigen Kerns in jedem Individuum behauptet. ...Die Schwierigkeit, sich ein unvergängliches immaterielles Etwas vorzustellen, veranlaßte die Denker immer wieder dazu, Ausdrücke, die für Materielles gebraucht wurden, auf das rein Geistige zu beziehen; so wird der Geist Âtman, d.h. eig. Atem, genannt oder Jíva, d.h. Leben. Es wird von ihm ausgesagt, daß er zollhoch oder so groß wie der Daumen sei, im Herzen seinen Wohnsitz habe usw." [1]
Das immaterielle Abstrakte wird als Seele bezeichnet und mit dem Karma in enge Beziehung gebracht. Die Seelenwanderung hat das Karma bei sich, das die Seele von einer Existenz zur anderen begleitet. Das Jenseits ist nicht mehr, wie später im Christentum, der Ort, an dem die Seele für immer verharrt, sondern nur Durchgang auf dem Weg zu einer neuen Inkarnation.

Es bleibt dabei nicht aus, daß sich ein Widerspruch ergibt, indem die Funktion des Jenseits in Frage gestellt ist, wenn das Karma in seine Wirkung tritt.
In der Chândogya-Up. 5,10 ist der Weg beschrieben, den die Seele nach dem Tode zu gehen hat:
„Die, welche im Dorfe gute Werke, Opfer, Freigebigkeit usw. ausgeübt haben, die gelangen nach dem Tode über verschiedene Durchgangsstufen (Rauch, Nacht, abnehmende Mondhälfte, Halbjahr, Väterwelt, Äther) zum Monde. Hier bleiben sie solange, bis sie ihre guten Werke bis zum Rest aufgezehrt haben. Dann müssen sie wieder herabsteigen und kehren auf einem ähnlichen Wege zurück, bis sie schließlich in die Wolken eingehen und als Regen auf die Erde herabtropfen. Sie gehen dann in Reis und Gerste, Sesam oder Bohnen oder andere Pflanzen ein und kommen ....in den Leib des männlichen Wesens, der in der nächsten Existenz ihnen als Vater bestimmt ist. Mit dessen Samen gelangen sie schließlich in den ihnen zugewiesenen Mutterschoß und finden so den Körper, der ihrem Karma entspricht."
Dieser sogenannte „Väterweg" ist den Guten vorbehalten. Die Schlechten werden als niedere Tiere wiedergeboren. In späterer Zeit hat sich dann statt dessen die Vorstellung einer Hölle durchgesetzt, in der allerlei Strafen zu erdulden sind, bis es wieder zu einer neuen Geburt kommt, um die Bewährung einzuleiten.
Es scheint eine tröstliche Vorstellung zu sein, die allerdings die meisten indischen Denker nicht hingenommen haben. Vielmehr behauptet sich der Gedanke, daß das Erdenleben vom Tode begleitet ist, die ganze Welt des Todes Speise, wie es in der Brihadâranyaka-Upanishad heißt. Der Tod als das größte Übel kann durch das Karma nicht überwunden werden. Der Weise strebt darüber hinaus zur Ewigkeit, deren Verwirklichung er durch das Gebet erhofft. Die Erlösung (moksha) vom Tod wird gefunden, wenn die Seele eingeht in das ethisch neutrale Weltprinzip, Brahma, das der Urgrund von Allem ist.
Die Theorie von der Erlösung gründet in der Lehre vom Brahman, in der Âtman mit Brahman identisch ist. Das Brahman ist das Universum und Âtman die individuelle Seele, die nach dem Tod mit dem Weltprinzip verschmilzt. Brahma zu werden, ist das oberste Ziel. Die Voraussetzung dafür ist die Lösung von der materiellen (sündigen) Welt. Die Festigung dieser Ansicht ist das Anliegen der Upanischaden und die Spekulation des Veda.
Das Brahman ist das Sein an sich, das Absolute, Unendliche, weder Objekt noch Subjekt, das Unaussagbare, die Wesenheit aller Dinge, die als kosmische Evolution hervorgehen.
Âtman ist eine offensichtliche Realität. Zunächst eine Lebenskraft, die nach dem Tod zurückkehrt in ihr Ausgangselement; dann das Treibende in allem Sein. Unter der Bezeichnung „purusha", Individuum, hat es einen materiellen Aspekt angenommen, dem ein Sitz im Körper zugewiesen wurde. Der purusha hat seine kosmische Entsprechung im Bereich der Sonne. Im Zustand des

Traumes ‚vagabundiert' er außerhalb des Körpers und die Traumfiguren, die er schafft, sind paradiesisch. Im Tiefschlaf (susupti) wird er reiner Geist ohne Bewußtsein mit der Möglichkeit ungeahnter Fähigkeiten, die er aber nicht verwirklicht. Die Identitätsformel ‚tat tvam asi', das bist du (Chândogya-Up.VI), zeigt die Parabel vom Salz im Meer. Das Brahman ist Realität, die Existenz der Welt ist dabei nur ein sekundärer Aspekt. Der Begriff Einheit von allem meint die Assorbtion der Pluralität in einem Punkt.

Die Lehre von der Erlösung deutet das Eingehen des individuellen Atma in das Brahma. In den Brâhmanas ist überliefert, daß das vom Tod befreite Wesen abhängig ist von den Taten und von der erlangten Erkenntnis. Die Upanischaden tendieren danach, die Werke nicht so sehr in den Mittelpunkt zu stellen, vielmehr die Erkenntnis hervorzuheben. Riten und Opfer sind der unterste Weg. Askese hat einen gewissen Wert, aber sie gilt als der mittlere Weg. Allein die Erkenntnis, das Wissen um die Zusammenhänge, verspricht Erfolg. Die Aneignung desselben geschieht intuitiv im Zusammenhang mit den später erscheinenden Disziplinen des Yoga.

Die Erlösung ist ein Privileg der menschlichen Existenz, für die Mehrzahl der Menschen ein bitterer Weg. Das Individuum ist unglücklich geworden, sein individualisierter Âtman hat sich zum Genuß entschlossen, was in Folge die Unzufriedenheit hervorruft.

Der Zustand des Leidens auf Erden ist deshalb so deprimierend, weil er uns endlos erscheint. Durch die Wiedergeburt besteht aber die Möglichkeit, das Leiden durch entsprechendes moralisches Verhalten zu lindern.

Die Lehre von der Wiedergeburt (samsâra) erscheint schon in den ersten Upanischaden.. Passagen im Çatapathabrâhmana weisen darauf hin. Der Gedanke der Wiedergeburt scheint in Angleichung dem Kreislauf der Natur zu entstammen.

In den recenten Upanischaden bereitet die Identifikation von Âtman und Brahman Schwierigkeiten. Die Texte der Maitrí gliedern Âtman auf in individuelle Seele, universelle und übergeordnete Seele. Sie ist prinzipiell gebunden an die materiellen Elemente des Körpers, von denen die psychischen Funktionen abhängen.

Der Geist oder Purusha ist immateriell und an sich inaktiv, wobei man von der Theorie des Hauches abgekommen ist.

Es geht in den späten Upanischaden darum, die Seele zu erlösen, sei sie isoliert oder gebunden an das Brahman. Eines der Mittel dazu ist vor allem „prasâda", die göttliche Gnade.

Das alte Sâmkhya vertrat den Standpunkt, das Weltgeschehen im ewigen Wechsel von Weltentstehung und Weltuntergang, der Wiedergeburt der Welt, sei durch die Mûlaprakrtih, die Urmaterie, bestimmt.

Die Frage nach der treibenden Kraft fand keine andere Antwort, als daß es eben die ‚svabhâvatah', die Eigenenergie der Materie sei. Demgegenüber herrschte unter anderen im System des Vaiçeshika die Ansicht, es sei die Kraft der Werke (karma), welche den Kreislauf der Welt in Bewegung versetzt. Karma bestimmt nicht nur das individuelle Schicklsal der Wiedergeburten, sondern bewirkt den Weltenkreislauf. Dieser ist die kosmisch zwingende Folge der Sühne für die bösen Taten, indem die Welt die Bewährungsbühne darstellt, auf der Schuld abgetragen werden kann. Gäbe es keine Wiedergeburt der Welt, könnte die aufgeladene Schuld der Menschen nicht gesühnt werden.

Diese, dem Sâmkhya ursprünglich fremden Gedanken, fanden in ihm Eingang, doch nicht ohne Veränderung: Verdienst und Schuld, dharmah und adharmah, gehören nicht der ewigen Seele an, sondern sind Zustände (bhâvâh) des psychischen Organs, welches dem Erkennen zugerechnet wird. Beim Weltuntergang löst sich der psychische Organismus in der Urmaterie auf. Damit bleibt die Frage nach dem Grund der Weltenwiedergeburt bestehen.

Doch das Sâmkhya kommt auf die Notwendigkeit der wiederholten Weltentstehung zurück und erklärt diese als Verpflichtung (adhikârah) den individuellen, unerlösten Seelen gegenüber. Ein völlig neuer Gedanke, dem System inadäquat, denn adhikâra setzt einen adhikârin, eine Kontrollinstanz voraus, das heißt einen Weltenlenker, der, wenn der atheistische Grundgedanke beibehalten werden soll, ein Widerspruch zum System ist.

Die Konzession an die weltbewegenden Werke geht Sâmkhya nicht ein und schafft dafür den Begriff der Verpflichtung. Diese treibt bei einer neuen Weltperiode die Mûlapraklrtih zur neuen Weltschöpfung an bewirkt damit die erste Wiederverkörperung.

„Alle diese Änderungen der Sâmkhya-Lehre zeigen den gleichen Charakter. sie erstrecken sich auf Gegenstände, um die sich damals der Streit der Schulen drehte, und sind also durch äußere Anstöße veranlaßt." (Frauwallner, S.406)

Ein weiterer Schritt zur Veränderung, welche letzte Sâmkhya-Lehrer, Mâdhava, auf sich nahm, war dann die Konzession an die Atomlehre Vaiçeshikas. Sie war zur Lehre von den drei Gunas im Widerspruch.

Die Qualitäten aller endlichen Dinge sind in den Atomen, aus denen sie zusammengesetzt sind, begründet. Sie sind nicht mehr teilbare Teilchen der Materie, unsichtbar, ewig und gehen auf Zeit untereinander Verbindungen ein, wodurch ganze Komplexe neuer Dinge entstehen, die zufällig sind.

Dagegen sind die Verbindungen der Gunas in der Urmaterie enthalten. „Die Dreiheit von Eigenschaften (gunâh), welche das Erdatom bildet, ist von der Dreiheit, welche das Wasseratom bildet, verschieden, und beide sind bereits in der Urmaterie vorhanden. Damit ist die Einheit der Urmaterie aufgegeben. Und diese Lehre ist kein Sâmkhya mehr, sondern Vaiçeshika, in Sâmkhya-Form gekleidet." [2]

Die Kraft der Werke als Veranlassung der Weltenwiedergeburt hatte für Mâdhava nun keine Gültigkeit mehr, denn er behauptete, das Weltgeschehen sei ohne Anfang und Weltperioden gäbe es nicht.

Die Erkenntnislehre veränderte Mâdhava mit der Ansicht, Eigenschaften der Dinge seien verschieden von den Trägern der Empfinfung. Diese werden nicht von den Dingen ausgestrahlt, sondern entstehen im Menschen. Bis dahin waren psychische Zustände dem Stofflichen zugeteilt.

Das Vaiçeshika–System unterschied Substanzen von ihren Eigenschaften (gunâh) und stellte eine Kategorien-Lehre auf, in der die Bewegung, karma, eingestuft wurde. Diese Kategorien-Lehre konkurrierte mit der Lehre von den 25 Wesenheiten (tattvâni) des Sâmkhya. Durch die erlangte Bedeutung der Kategorien war das Sâmkhya herausgefordert und scheute sich nicht, Begriffe zu übernehmen, aber man gestand den Kategorien keine selbständige Seinsform zu. Wohl anerkannte man den Unterschied von Eigenschaften und Bewegungen von ihren Objekten, jedoch konnten diese Attribute nicht wesensfremd von ihren Trägern sein. Sie sind nur verschiedene Zustände der Materie, aber keine Wesenheiten für sich.

Ebenso betraf dies die Kategorie der Gemeinsamkeit (sâmânyam), welche vom Sâmkhya nicht als eigenständige Wesenheit anerkannt wurde. Vielmehr sind Gemeinsamkeit und Besonderheit im Wesen der Dinge inbegriffen. Je nach dem Blickwinkel hat dasselbe Objekt Gemeinsames mit anderen. oder ist verschieden von ihnen.

Durch die Zugeständnisse an andere philosophische Systeme war „der Zusammenbruch des klassischen Sâmkhya besiegelt. Es hatte sich überlebt und mit den gewaltsamen Versuchen sich den Fortschritten der Zeit anzupassen, zerstörte es sich nur selbst.[3]

2. Erlösungslehre

Das Priesterliche der Brahmanenzeit hat sich zugunsten einer moralischen Theologie verschoben. Zwar haben die Kaste der Brahmanen und ihre Atmosphäre immer noch Geltung, aber im Umbruch der Zeit ist den Menschen nicht mehr wichtig, daß Ziegenböcke und Rauschtrank der Gottheit regelrichtig bereitet werden, vielmehr sind Fragen, wie rechtes Handeln und Vergeltung im Zusammenhang mit einer anderen Existenz, in den Vordergrund gerückt.

Die Lehre von der Vergeltung guter und böser Werke integriert das Element des Seelenwanderungsglaubens, das in der Karmalehre ein altes Zeugnis hat. In ihr kehren sie Seelen zur Erde zurück im Regen, sie durchwandern Pflanzen, männliche und weibliche Körper und gehen sogar ins Tierreich ein. Aber auch der alte Glaube an Vergeltung durch Höllenstrafen geht noch nebenher.

Hier wäre generell zu fragen, ob das ins Dasein eintretende Wesen in seinem Tun frei ist, oder ob das alte Karma die Wirkung hat, bestimmend auf den Lebensweg zu wirken, so daß das Subjekt ununterbrochen im Bann derselben unentrinnbaren Notwendigkeit verbleibt.

Dazu ist zu sagen: Um sich für das Gute entscheiden zu können, ist Voraussetzung die prinzipielle Entscheidungsfreiheit. Alle indischen Systeme, die einer sittlichen Weltordnung zustimmen, vertreten die Lehre von der Willensfreiheit. Damit ist aber nicht behauptet, daß der Mensch generell freie Willensentscheidung hat. Er ist unfrei in allem, was die Folge seines Karmas aus früheren Existenzen ist, nämlich Vererbung von körperlichen Eigenschaften, die Zugehörigkeit zu einem bestimmten Personenkreis, seine Erziehung und sein Schicksal. Diese karmisch bedingten Fakten schränken seine Handlungsmöglichkeiten ein, ohne ihn aber die Verantwortung der Entscheidungen zu nehmen, welche wiederum Ursachen für die Ausstattung der nächsten Inkarnation sind.

"So ist der Mensch gebunden durch das, was er in einem früheren Leben frei gewollt hat", sagt H. v. Glasenapp, "aber frei in allem, was sein nächstes Dasein gestalten wird." Einschränkend ergänzt Glasenapp, daß die Abgrenzung der Willenssphären sich der logischen Erkenntnis entziehe und zitiert Buddha, der das Karma als ein Mysterium bezeichnet hat. (Die Philosophie der Inder, Stuttgart 1949, S. 398) Die Skepsis bleibt aber dennoch, auch wenn Glasenapp der indischen Erklärung der Willensfreiheit Hilfestellung gibt.

Schopenhauer, der indischen Geisteswelt zugetan, hatte die Entscheidung der Frage bezüglich der Willensfreiheit elegant umgangen, indem er sie der "intelligiblen" Welt zuwies. (Vgl. W. I/2, 379) Aber auch bei ihm ist der Zusammenhang zwischen dem angenommenen transzendentalen Charakter und dem tatsächlichen ein phantastisches Spiel.

Im Laufe der Geschichte enstanden Erlösungslehren, die Hinweise gaben, wie der Kreislauf der Wiedergeburten durchbrochen werden kann.

Die Erlösungslehre des Sâmkhya hat den gleichen Grund wie die anderen religiös-philsophischen Systeme seiner Zeit. Es geht um die Erlösung von den leidbringenden Verhaftungen am Materiellen, die schuld sind an der Anhäufung karmabedingten Materials.

Die Entscheidungsfrage, was gut und was böse ist, erfährt eine eindeutige Beantwortung: Gut ist, was zur Leidenschaftslosigkeit, zur Bezähmung der Gemütsausbrüche, zur Erleuchtung und Erlösung somit zum Glückszustand führt.

Das Gebot des moralischen Handelns begründet sich aus dem moralischen Weltgesetz.

Der Glaube an eine sittliche Weltordnung wird mit dem Hinweis gestärkt, daß es Individuen gibt mit höchsten moralischen Qualitäten, die durch Selbstüberwindung frei sind von blinden Trieben und dadurch Zufriedenheit erlangt haben, was als Glück bezeichnet wird. Somit ist Tugend die Ursache des Glücklichseins, was im antiken Griechenland als eine logische Folge bekannt war.

Aristoteles hat im Endziel des menschlichen Handelns das dauerhafte

Glücklichsein erkannt. Das oberste erreichbare Gut ist „ein Tätigsein der Seele im Sinne der ihr wesenhaften Tüchtigkeit in einem vollen Menschenleben" (Nik.S.32=1,6). Glück ist für Aristoteles eine Grundgegebenheit des menschlichen Lebens.
Dagegen besteht für Kant kein Zusammenhang zwischen Tugendhaftigkeit, sprich zwischen moralischem Handeln und Glückseligkeit, welche nicht als logische Folge eintritt.
Das Erlösungsbestreben im Sâmkhya ist bestimmt von Verdienst und Schuld des individuellen Karmas, welches das Individuum durch alle Wiedergeburten mit sich trägt. Purusha verbindet sich mit dem jeweiligen Karma und setzt das Schicksal in Bewegung. Individuelles Wissen und Nichtwissen veranlassen die sittliche Haltung und geben Anlaß zur Entschlußfassung. Das Erkennen, einem inneren Organ zugerechnet, faßt die ihm zugeleiteten Empfindungen und Erfahrungen zusammen und leitet sie der Seele zu. Diese meint nun alles Vorgehen selbst zu erleben.
Hierbei hat sich eine sonderbare Argumentation ergeben:
Erkennen, so wird argumentiert, enthält auch das psychische Moment, mit den acht Zuständen (bhâvâh): dharmah und adharmah, Verdienst und Schuld, Wissen und Nichtwissen, Leidenschaft und Ausgeglichenheit, Vermögen und Unvermögen dh. Energie und Schlaffheit, (Selbst-Kontrollvermögen), aiçvaryam-anaiçvaryam.
Psychische Zustände sind Erscheinungsformen der Materie, deren Beschaffenheit von der Zusammensetzung der Gunas abhängt. Sattvam und tamas – Güte und Finsternis bestimmen die Erscheinungsform, das Gute und das Schlechte.
Frauwallner erläutert diese acht Zustände: „Verdienst (dharmah) und Schuld (adharmah) sind Teilchen der Materie, die sich beim Vollbringen der guten und bösen Werke im Erkennen ablagern. Beim Verdienst bestehen sie aus Güte, bei der Schuld aus Finsternis. Sie haften am Erkennen und sind die Ursache, daß die inzwischen längst vergangenen Werke Lohn oder Strafe bringen. Erst wenn dies geschehen ist, verschwinden sie.
Bei genauerem Hinsehen zeigt sich aber, daß die Lehre von den acht Zuständen der Erkenntnis nicht einer Entwicklung der Gedankenführung des Sâmkhya entspricht, und Frauwallner behauptet, daß sie „nicht auf dem Boden des Sâmkhyas erwachsen ist, sondern daß sie entweder aus fremden Lehren übernommen wurde oder wenigstens in Anlehnung an fremde Lehren gestaltet wurde. Und diese Annahme findet auch in der Beschaffenheit der Lehre eine Stütze." (Frauwallner, S.343)
Wahrscheinlich war das Vaiçeshika Vorbild, in welchem man die Eigenschaften der Seele einer Gliederung unterwarf und so zu den acht Zuständen kam. Im Sâmkhya fehlt jeder Ansatz dazu. Vaiçeshika rechnet der Seele Betätigung (prayatnah) zu, was im Sâmkhya nicht der Fall ist, denn sie ist untätig und zum

Handeln unfähig. Daher sind die Zustände (bhâvâh) der Seele oder des Purusha nicht im Sinne des Sâmkhya. Vor allem ist die Einteilung der Seelenzustände in aiçvaryam-anaiçvaryam, Vermögen und Unvermögen, nicht angemessen, weil purushah nie eine vordergründige Aktivität entwickeln kann. Auch anhaftendes dharmah und adharmah, Verdienst und Schuld, welche durch Vermittlung der Seele Vergeltung erhalten, ist nicht dem Sâmkhya gemäß. Vervollkommnung der Moralität ist eine Voraussetzung für Moksha. Es geht dabei nicht um soziologische Belange, sondern allein um das individuelle Verlangen nach Purifikation. Aber diese allein ist keine genügende Ausgangslage für moksha. Hinzukommen muß viveka-jñâna, die Fähigkeit der Unterscheidung, was der menschlichen Kondition gemäß ist. Prakrti und Purusha, beide sind dem Menschen zugemessen, aber die Erkenntnis hat dafür zu sorgen, daß die Bindung an Prakrti zugunsten des Purushazustandes gelöst wird. Das Anhaften, wie es im Buddhismus heißt, bedingt das Leiden.

„Wir dürfen also die Annahme als gesichert betrachten, daß die Lehre von den acht Zuständen der Erkenntnis, [der Trägerin des Psychischen], im Sâmkhya unter dem Einfluß des Vaiçesika geschaffen wurde." (Frauwallner, 345)

Hier zeigt sich deutlich, wie das Sâmkhya wesensfremden Einflüssen ausgesetzt war und seine Substanz verändert wurde. Frauwallner erinnert an die Lehre von der Vielheit der Seelen, deren Anstoß ebenfalls von anderer Seite gekommen sein mußte.

Korrektes Erkennen, pramâna, teilt das Sâmkhya dreifach: Perzeption (pratyaksha), Schlußfolgerung (anumâna), und Mitteilung (âpta-vacana oder çabda). Die Schlußfolgerung von der Wirkung auf die Ursache stellt die einzige Quelle philosophischer Erkenntnis dar.

Die Sâmkhya-Philosophie vertritt entschiedener als irgend ein anderes orthodoxes System den pessimistischen Standpunkt der Welterklärung, was sich in ihren beiden Hauptwerken der Kârikâ und den Sûtras zeigt. Nach der Anschauung des Systems ist alles Leben nichts anderes als Leiden, auch die scheinbaren Freuden sind verbunden mit Schmerzen im Gefolge. Deshalb ist das höchste Ziel menschlichen Strebens, die völlige Befreiung vom Schmerz, was weder durch weltliche Mittel auf Dauer bewirken noch durch Opfer erreicht werden kann.

In der pessimistischen Philosophie des Abendlandes wird die Ansicht vertreten, daß der Wille zum Leben nicht der letzte Zweck des Daseins sei. Das wahre Glück ist unmöglich, nur der Tod ist wünschbar. Der Mensch kommt danach zur Einsicht, daß „im ganzen Weltall nur die tiefste Sehnsucht nach absoluter Vernichtung" ist – „Ihr werdet die Vernichtung finden und erlöst werden". [1]

In Schopenhauers fiktivem Dialog zwischen Mensch und Weltgeist heißt es: „Soll ich dem sagen, daß der Werth des Lebens gerade darin besteht, daß es ihn lehrt, es nicht zu wollen?" [2]

Das Töten des Opfertieres wird zur Schuld, sagt das Sâmkhya, die nach dem

Gesetz der Vergeltung sich rächen muß, zudem, wird argumentiert, können nur Reiche Opfer bringen. Das klassische Sâmkhya lehnt Tieropfer ab mit der Begründung ihrer Zwecklosigkeit und Unmoral.

En vérité, le moyen (de détruire la triple misère) fondé sur la révélation est pareil à celui fondé sur l'évidence
sensible: elle est entachée d'impureté, d'instabilité et de démesure. Le mode le meilleur est celui qui s'oppose à toutes deux, provenant de la distinction entre le Manifesté, le Non-manifesté et Celui qui connait l'un et l'autre. (Übersetzung Gaudapada)
Die Manifestation der Welt ist die Umwandlung des Materie-Prinzips der Prakrti, wovon alles Materielle den Ausgang hat. Damit ist auch die Abhängigkeit von der Materie bedingt und die leidvolle Natur der Welt. Manifestierte Materie ist aber gekennzeichnet, daß sie dem Verfall preisgegeben ist.

> drstavad ânuçravikah sa hy aviçuddhikšayâtiçaya-yuktah/
> tadviparítah çreyân vyaktâvyaktajña vijñânât// Kârikâ 2

"Denn der Augenschein und das Hörensagen sind gebunden an unmäßige Unreinheit und Zerstörung / das Umgekehrte davon (die reine Erkenntnis)) stammt her von der besseren Unterscheidung des Manifestierten vom Nicht-Manifestierten."

Um Leben zu ermöglichen und eine gewisse Zeit zu erhalten, ist der Austausch von Substanzen, d.h. Nahrungsaufnahme vonnöten. Doch ist dies nicht ohne Schaden und Leid für die getöteten Tiere und auch im Grunde für die geernteten Pflanzen. Die Welt ist zwar als ein Ganzes in Dependenz konzipiert, aber es ist ein Ganzes in Disharmonie, weil Erhaltung der Energie auf Kosten der Vernichtung anderer Ernergieträger ist. Dies bedeutet die Bestätigung des Egoismus als kosmisches Prinzip. Daher kann Moralität nicht als Grundlage der Welt betrachtet werden.
Sollte das Leben im Einklang mit der Natur erfolgen, müßte die egoistische Überwältigung in Kauf genommen werden. Nach Nietzsche wäre das im Sinne der Philosophie der Starken, weil das Schwache und Kranke im Hinblick auf die Höherentwicklung des Menschengeschlechts ausgeschaltet werden muß. Aber diese Gesinnung der Auslese ist Ausnahme. Weil es mehr Schwache als Starke gibt, wird die Philosophie des Willens zur Macht von den Benachteiligten (Schwachen und Sklaven) abgelehnt und kommt nicht zum Zuge.
Egoismus andererseits kann aber auch zum Motiv für das ethische Gebot werden, wenn man sich von Depression angesichts des Leides des anderen befreien will. „Weder erkennen noch fühlen wir uns in irgendeiner Weise

identisch mit dem Leidenden, sondern wir empfinden lediglich in uns ein ganz positives Weh, von dem wir uns durchaus zu befreien suchen, daß wir den Leidenden leidlos machen. Folglich handelt das Individuum, welches sich dadurch von einem Leid befreit, daß es einem anderen Menschen hilft, durchaus egoistisch. Es hilft sich im wahren Sinne des Wortes selbst, ob es gleich dem Andern hilft; denn nur indem es dem Andern hilft, kann es sich selbst helfen." (Mainländer, I, 569 f.)

Sâmkhya und mit ihm andere religiös berührten indischen Philosophien samt Christentum bemühen sich, die Weltlage zugunsten der Schwachen zu verändern. Sie stellen die Behauptung auf, die Welt sei trotz ihrer Natur auf das Moralische ausgelegt, und da der Beweis hierfür nicht aufzubringen ist, soll der idealistische Glaube an eine moralische Welt ein Mittel sein, die Welt zu verbessern.

Wenn alle daran glauben und die Moral hochhalten, dann ist tatsächlich die Welt moralisch ausgerichtet. Aber leider bleibt dies Theorie, wenn auch Einsicht herrscht, so kann, mit Sâmkhya gesprochen, Prakrti nicht ohne weiteres abgelegt, d.h. von Purusha getrennt werden.

Um einigermaßen allgemeine Moral zu erreichen, haben sich die einzelnen religiösen Systeme Anreize ausgedacht. Bei Einhaltung der ausgegebenen Vorschriften winken nach dem Ableben Himmelsfreuden. Bei Zuwiderhandlung gibt es Strafe in der Form von Höllenqualen. Aber auch in den vorchristlichen Philosophien, so bei den Griechen und Römern, spiegelt sich nach dem Tode das Leben in anderer Form mit der vorausgesagten Vergeltung für assoziales Verhalten. Allenthalben bleibt die metaphysische Begründung der Moral auf der Strecke und dies nicht nur im Altertum, wenn auch die Neuzeit sich bemüht geflissentlich eine Letztbegründung zu finden.[3] In der Epoche des Sâmkhya gab es keine Dispute um eine Letztbegründung. Man nahm besonders zur Zeit der Upanischaden den lauteren Lebenswandel und die Befolgung der religiösen Vorschriften stillschweigend als Voraussetzung zur Erreichung der Erlösung von allen Übeln an.

Auch die von den Yogins eingesetzten übernatürlichen Kräfte sind kein Mittel zur endgültigen Beseitigung des Schmerzes. Auch die Hoffnung auf das Eintreten der Weltauflösung ist trügerisch, weil beim Beginn der neuen Schöpfungsperiode die Wesen erneut dem leidvollen Kreislauf der Geburten unterworfen sind. Um eine Lösung des Problems zu erreichen, hieße es, den Wiedergeburten der Seele für immer Einhalt zu gebieten.

Der Weg zur Erlösung beginnt mit der tatsächlichen Praxis und Übung des Respektierens alles Lebendigen, was besonders ‚ahimsâ', Nichttöten, mit einschließt. Diesen buddhistischen Sâmkhya-Grundsatz hat Schopenhauer in seine Ethik eingebracht, wenn er sagt: „neminem laede, imo omnes, quantum potes, iuva" (GM, 251), niemandem schaden, vielmehr hilf allen, soweit du kannst."

Inwieweit Moralität Einfluß hat auf die Erlösung ist im ersten Hinsehen nicht ganz klar. So scheint auch die Passage Jacobsens fragwürdig: „Non-injury signifies the effort to escape interdepency. It is part of the attempt to realize the absolute separateness of the purusa principle from prakrti principle." (Jacobsen, p.335)
„Nichtschaden kennzeichnet die Bemühung der Abhängigkeit zu entfliehen. Es ist Teil des Versuchs die absolute Trennung des Purusha von Prakriti zu vollziehen."
Voran steht in beiden Systemen (Buddhismus und Sâmkhya) die Erkenntnis, daß die Unterscheidung und Trennung des Geistigen von Materiellem zur Erlösung des weltlichen Leidens führt. Das Anhaften verstrickt in die Abhängigkeit und bringt dadurch ‚duhkam', Leid. Moralität leistet nur insofern Beistand, als sie das Individuum abhalten soll, sich durch egoistisches Ansichraffen auf Kosten anderer noch mehr in das Materielle zu verirren.
Bei Schopenhauer hat Mitleid einen metaphysischen Hintergrund, und Vermeiden von Unrechttun hängt zusammen mit der moralischen Grundlage der Welt.
Im Buddhismus und Sâmkhya gibt es kaum eine Begründung der Moralität. Sie ist mehr oder minder doktrinär festgesetzt. Über die Feststellung, die Welt sei aufgrund ihrer Konzeption auf Moralität angewiesen, ist man nicht hinausgegangen.
Der Buddhismus, zumindest zur Zeit seines Begründers, lehnt ohnedies jedwede Spekulation als unnötig ab.
Es gibt dessen verkündeten achtfachen Heilspfad mit den Gruppen der Erkenntnis, der Zucht und der Meditation, an dessen Anweisungen sich ganz einfach der Schüler zu halten hat. Der Sinn von allem ist das „Loslassen" von materiellen Verführungen, die den Weg zur Erleuchtung versperren und die Erkenntnis zu erwerben, von der Vergänglichkeit des Leibes und aller Erdendinge. Auch hier ist die Begründung der Ethik der Glaube an die moralische Konstellation der Welt. Es gebietet und straft kein Gott, allein der mit Logik unterbaute Glaube an die herrschende Gerechtigkeit in der Welt läßt Ethik zu.
Auch das Sâmkhya hat keine andere Begründung, und so erscheint die zu leistende Trennung der Prakti von Purusha nicht mit Hilfe der Moralität zu gelingen. Um Ethik zur Geltung zu bringen, haben religiöse Systeme die Saga von der Vergeltung eingebracht. Unmoralisches Erdenleben bedingt Wiedergeburt in schlechten Verhältnissen, ja sogar im Tierreich.
Aber auch im Sâmkhya taucht der Gedanke der Vergeltung auf. In Vâcaspatimiçra's Tattvakaumudí (ca.85o n.Chr) wird derjenige, der opfert, zwar himmlisch belohnt, aber gleichzeitig beschuldigt, dem Opfertier Leid verursacht zu haben. Ihn selber wird das Leid hier oder in der nächsten Lebensrunde ereilen.

„The Sâmkhya and Yoga system of religious thought believe that enjoyment or activity is not possible without hurting others. Every act, even the most meritorious one, will therefore also produce some demerit. In a sacrifice, living beings are killed or seeds are burnt. Even if the sacrifice gives the sacrificer merit, it also gives demerit." (Jacobsen, p.337)

„...Beim Opfern werden lebende Tiere getötet oder Saat verbrannt. Wenn auch das Opfer für den Opfernden verdienstvoll erscheint, wird ein Verschulden erzeugt."

In der Yuktidípikâ heißt es kurz gefaßt: (Commentary on Sâmkhyakârikâ, 34)

âha – na tat parasya samdadhyât pratikûlam yad âtmanah.

-"Nicht das soll dem anderen zugefügt werden als solches, was dem Selbst zugemutet würde".

Glossar: parasya dem anderen, Gen.; dhâ - samdhâ, 3.Kl redupl. dadhâ, Optat. –ât 3.Ps. Sg., i Einschub. pratikûlam dagegen, âtmanah Gen Sg. (dem Selbst)

Damit ist Ethik im Sâmkhya pragmatisch begründet.
Der Wunsch den Himmel zu erreichen, geht auf Kosten des Lebens der zu opfernden Tiere. Daher ist die Meinung, sobald Töten und sonstige Ungerechtigkeit gegen andere aufhört, der „Kaivalya"-Zustand erreicht ist, die Isolation des Selbst von der Materie, hat Purusha die absolute Trennnung von Prakrti erlangt. Ob die bloße Erkenntnis von der transzendenten Identität aller Geschöpfe soviel Kraft verleiht, die Ungerechtigkeit gegen andere zu besiegen, sei doch dahingestellt, denn Wissen allein kann nicht Antrieb zur Moralität sein.
Wie im frühen Buddhismus verstand das Sâmkhya die Welt als ein zusammenhängendes System von Abhängigkeiten, und das Ziel, nicht nur im Sâmkhya, war die Erlösung von diesen. Für den Buddhismus bestand die Möglichkeit, die Samsârafolge zu unterbrechen, indem einfach die Regeln des achtfachen Pfades beachtet und eingehalten werden.
Im Jainismus bestand auch der Gedanke von der Trennung der Seele von Karman und Materie, welche beide zusammen die Seele in das Leiden verstrickten. Sâmkhya will die Erlösung vom Selbst, von der Abhängigkeit der Gunas, was Lösung von Prakrti und deren Materialien bedeutet.
Die endgültige Unterbrechung des Samsâra bedeutet die Nichtwiederkehr in neue Geburten. Die individuelle Substanz ist aufgehoben. Der „Ort" des Verbleibens ist dann nicht mehr Welt, sondern etwas, was der Buddhismus mit Nirvâna bezeichnet. Dieses ist nicht identisch mit dem von Mainländer erwähnten Nichts, dem der Weise „fest und freudig ins Auge blickt".
(Mainländer, 358)
Die Abhängigkeit war verstanden als gegenseitige Abhängigkeit in der

natürlichen Welt, in der alle Lebewesen sich in einem System gegenseitiger Angewiesenheit befinden. Sâmkhya, wie auch Yoga, streben an ein Zurückziehen aus der Welt der Verstrickungungen. Die Welt soll alleingelassen werden. „The 'liberation knowledge' (jñâna) is knowledge gained for the sake of leaving the world to itself. Moksha means freedom from interdependency." (Jacobsen p.333)

Die befreiende Erkenntnis ist das errungene Wissen von der Möglichkeit, die Welt hintan zu lassen. Wogegen im Hinduismus die Befreiung von den Leiden in erster Linie darin besteht, die Lebensfreude zu verbessern, den Dharma, das kosmisch-ethisches Gesetz, zu verwirklichen. Nicht die generelle Befreiung von der Wiedergeburt wird von den Göttern erbeten, sondern eine günstige, leidensfreie Wiederkunft.

Im klassischen Sâmkhya ist der Geist (Purusha) reines Fürsichsein, sich selbst genügend, ohne eine übergeordnete Instanz neben der Natur als alternative Pespektive. Die Natur ist vom Geist aufgerufen, sich in dessen Dienst zustellen, damit die Befreiung des einzelnen Geistträgers mit ihrer Hilfe eingeleitet werden kann. Die Verbindung soll Erkenntnis erwecken, daß die wechselvolle Materie den Unterschied zur stabilen Geistigkeit bildet, daß die Bindung an Materielles den Ausstieg aus dem ewigen Kreislauf der Wiedergeburten behindert. Der Buddhismus spricht hier von „Anhaften" und dem Loskommen von Sinnestäuschungen, welche die Sinnenwelt als die wahre Realität vortäuschen.

Allen indischen Systemen ist der Gedanke eigen, daß die Erlösung von der Wiederkehr in die qualvolle Welt abhängig ist von der Erkenntnis ihrer Nichtigkeit und ihrem verführerischen Schein. Diese Erkenntnis löst die Nachwirkung der Werke auf und beendet den Kreislauf.

Allerdings ist die Frucht der Werke vor der Erkenntnis noch ein aufzuzehrender Restbestand. Vom Augenblick der geistigen Erleuchtung an sind Handlungen in der Haltung der Gleichgültigkeit gegen die Dinge der Welt nicht mehr unter dem Samsâra-Gesetz.

Prakritih und Purusha, die beiden einvernehmlichen Antagonisten, sind aufeinander angewiesen. Sie treffen einander in gewissen Konstellationen und verbinden sich zu den gunahaften Bedingungen, so als gäbe es in der gesunden Natur keine Fehlverbindungen. Damit stellt sich Frage, warum beide nicht jene unheilvolle Verbindung miteinander haben vermeiden können, auf denen das Leiden der Welt beruht.-

Maitrâyana Upanishad führt dies auf den Einfluß von tamas [4] und rajas zurück. Mit dem Hinweis, daß das Elend der Welt nicht vom theistischen Standpunkt aus erklärt werden könne, verteidigen die Anhänger des Systems ihren Atheismus. Der schaffende Gott zerstöre sein Werk selbst, dadurch daß er Grausamkeit und Ungerechtigkeit in ihr gestattet. Als reine Seele wäre Gott

ohne alle Qualitäten und ohne Willen, was mit der Vorbedingung der Erschaffung der Welt unvereinbar wäre. Die Argumentation der Theisten, daß Gott eine Ausnahme von den Bedingungen sei, wird zurückgewiesen mit der Bemerkung, daß ein Ding in seiner Einzigartigkeit keine Basis für eine Diskussion sei.
Lange vor unserer Zeitrechnung gab es in Indien Schulen, die philosophische Denk-Systeme entwickelt hatten, deren Ethik sich mit der Entstehung des menschlichen Leidens und dessen Aufhebung beschäftigte.
Diese Ethik, den indischen Verhältnissen entsprechend Erlösungslehre genannt, entstand in der Folge der Erkenntnislehre, die den Sachverhalt zwischen Subjekt und Objekt zu klären versuchte und dadurch die Wesensbestimmung des Menschen zu finden glaubte.
Die Erkenntnis, daß alle naturbedingten Zustände nicht der wahren Geistigkeit der Seele angehören, bewirkt durch die Unterscheidung der Zugehörigkeit die Erlösung vom Leiden. Der Erkennende weiß nun, daß alles aus der Urmaterie Entstandene nicht zum Wesen des Menschen gehört.
Der Irrtum des Erleidens beruht auf der unrichtigen Erkenntnis von der Beschaffenheit des Purusha, der als Geistmonade vom Spiel der Natur nicht berührt wird. Der bei Lebzeiten Erlöste (jívamuktah) bleibt zwar noch dem irdischen Dasein aufgrund seines Karmas erhalten, bis mit seinem Tode die vollständige Isolierung der Seele beginnt. Das vergeltende Gesetz des Karmas hat keine Wirkung mehr.
Das Hauptübel der Welt ist Krankeit und Tod. Aber sie sind nicht die einzigen Bedrohungen: Sorge, Kummer, Gram und Verzweiflung, Trennung, nicht erlangen, was man begehrt, ist Leiden. In Armut verfallen ist Leiden, mit einem Unlieben zusammensein ist Leiden, Alter und Zerfall des Körpers ist Leiden. Um all dies Faktoren der Glücksminderung dreht sich letzten Endes das Hauptthema der Erlösungsfrage mancher indischer Religionsphilosophie, wie es auch das Sâmkhya zeigt.
Der Grundtenor der Sâmkhya-Schriften ist, wie bemerkt, pessimistisch mit dem Hinweis, daß alles bewußte Leben ein kontinuierliches Leiden ist. Was wir Glücklichsein nennen, ist flüchtiger Augenblick, und das Ende davon ist Leid. „Sukhasyântam duhkam – duhkasyântam sukham" – das Ende des Glücks ist Leid – das Ende des Leidens ist Glück, wie es schon in der Vorzeit der klassischen Systeme als Merkspruch zu finden ist. Das größte existentielle Unheil ist aber der Schicksalszwang der Wiederkehr von Alter und Tod in jedem neuen Erdendasein aufgrund der „Seelen-wanderung" (samsâra), wie es der geläufige Ausdruck für Wiedergeburt meint, obgleich im Sâmkhya von einer „Wanderung" keine Rede sein kann.
Mit der Beweisführung der Existenz der Seele schuf man die Erklärung des Grundes, weshalb das allgemeine Streben nach Erlösung trachtet, nämlich nach der Berichtigung des Irrtums von der Bindung der Seele an die Materie. Ein

Kommentator des in das neunte Jahrhundert n.Chr. datierten Werkes „Mond der Wahrheit des Sâmkhy" fügt hinzu, daß dieses Streben sinnlos und die Autorität der Lehrbücher und der Seher sonst hinfällig wären. [5]
Die Gebundenheit des Purusha an die Materie und die damit entstehende Leidensfahrt des Menschen ist eine Täuschung; die wirkliche Knechtschaft ist die vom Intellekt und der Vorstellung. Wäre das Selbst seinem Wesen nach unrein, wäre eine Erlösung ausgeschlossen.
Sûtra I,8-11:„Wenn das Wesen des Selbst unrein, befleckt, wandelbar wäre, würde dessen Erlösung auch mit hundert Wiedergeburten nicht sein."

Yadyâtmâ malino 'svaccho vikârî syât svabhâvatah, na hi tasya bhavet muktir janmântaraçatair api.

Die Haltung des Sâmkhya ist zwar im Hinblick auf den Ablauf des Lebens wegen der Leidenserfahrung pessimistisch, aber was die Wesensbestimmung des Menschen betrifft, optimistisch. Dieser ist von Grund auf nicht moralisch schlecht, (Vgl. Immanuel Kant, der den Standpunkt des radikal Bösen im Menschen vertritt.) sondern er ist nur einer Täuschung unterlegen, der Vorstellung von der Gebundenheit der Seele an die Materie. Diese Anhaftung kann er dem Sâmkhya und Buddhismus gemäß aus eigenem Antrieb aufgrund der Erkenntnis lösen. Mit dieser Ansicht stellen Sâmkhya und Buddhismus in ihrer Zeit eine neue Denkweise dar, denn die Upanischaden und Yoga sehen den Weg der Erlösung anders.
Wenn auch in den Upanischaden mit samsâra und karma, ‚Seelenwanderung' und ‚Werke', auf eine Verknüpfung der Taten mit individuellem Schicksal hingewiesen wird, ist das Problem der Erlösung noch nicht angesprochen. Man hält Begierdelosigkeit und Glauben als eine genügende Grundlage zur Erlösung. Erst später führt der Weg der Erlösung über Erkenntnis, Meditation, Askese und bhakti, Verehrung oder Gnade (prasâda). Ursprünglich, wie in Çvet. V/7, wird die Verbindung der drei Gunas mit dem Karma (Schicksal) aufrechterhalten.

Çvet. V/ 7:
„Doué des trois modes, agent de l'acte [guna et karman] qui porte fruit, il jouit précisément de cet acte. Il assume toutes les formes, les trois modes et suit les trois chemins [ce sont les sphères de renaissance: divine, humaine, animale, lui le maître des souffles, il transmigre selon ses propres actes." ..." (Übs. Renou)

gunânvayo yah phalakarmakartâ krtasya tasyaiva sa copabhoktâ /
sa viçva rûpas trigunas trivartmâ prânâdhiyah samcarati svakarmabhih//

Das starre System der Guna-Eigenschaften kann nicht durchbrochen werden

und der individuelle Purusha, eine Variation der Weltseele, hat wegen seiner vorgegebenen Inaktivität keinen Einfluß auf eine Veränderung des Schicksals. Wie bereits erwähnt, hat das Sâmkhya die Schwierigkeit, für die Verbindung von Purusha und Karma eine plausible Erklärung abzugeben. Ebenso besteht die Schwierigkeit, die Trennung auszuführen. Dabei ist der eigene Antrieb zur Erlösung ohne Hilfe aus der Transzendenz das Anliegen des Sâmkhya, denn es gibt keinen Fürbitter und keinen persönlichen Erlöser.
Hebt das Christentum die individuelle Initiative zur Seligmachung besonders im Luthertum hervor, so bleibt doch letzten Endes für es die Gnade ein bestimmendes, transzendentes Faktum. Die in der Upanischad geforderten Disziplinen: Meditation, Askese und Bhakti, sowie Verehrung oder Bitte um Gnade (prasâda), werden im atheistischen Sâmkhya nicht mehr aufrechterhalten.

3. Weltuntergang Prakrtilaya im späten Sâmkhya.

Im späten Sâmkhya tritt eine vermehrte Diskussion ein um die Bedeutung von Içvara, Gottheit, und das theistische Element rückt mehr in den Vordergrund als im klassischen System. Die Betonung von vairâgya (Lösung) verschiebt sich allmählich hin zur Gottesverehrung und Kontemplation, um das erste zu erreichen. Das erklärt den Wandel von der Betonung der Entsagung und dem Wissen hin zur religiösen Kultur der Gottesverehrung. Dazu verstärkt sich die Diskussion um „prakritilaya", die Weltauflösung als Weltperiode, nach der es jeweils in der neuen Entstehung einen neuen Içvara gibt. Jacobsen sagt dazu:
"Those who have been absorbed into the material principle reappear after the dissolution in the form of ‚gods' (iśvara-s)." (Jacobsen, p. 297)
Wobei der Unterschied besteht zwischen Içvara und Aiçvara. Letzterer ist der jeweils durch besondere Umstände in der neuen Evolution wiederaufstehende Form von Içvara. Prakrti bedeutet im Yoga nicht nur das materielle Prinzip, sondern ist das Objekt des Wunsches zu religiöser Verwirklichung der Erlösung, moksha. Die Verschmelzung mit Prakrti, das Vergehen in Prakrti, prakrtilaya, ist Erlösung. - Sâmkhya sieht das anders.
Weltuntergang ist nicht gleich Erlösung, denn die Welt muß erst von Purusha getrennt sein. Sie geht zurück in den Zustand vor ihrer Entfaltung und Purusha hat nicht teil daran. Vielmehr ist der Wunsch der leidenden Individuen mit Purusha, dem geistigen Prinzip vereint zu sein und loszukommen von der Bindung an das Materielle. So ist moksha nicht gleichzusetzen mit prakrtilaya. Es ist vorstellbar, daß die nichterlösten Seelen, die nicht in Purusha sind, Prakrtilaya überdauert haben und nach einer neuen Gelegenheit gieren, den Weg zur endgültigen Erlösung betreten zu können.

Für Prakrtilaya (Weltuntergang) findet sich kein direkter Anlaß, nur die Begründung, daß die Neu-Erstehung der Welt nach dem Untergang den Zweck habe, eine neue Chance zur Erlösung zu bieten durch die Erringung des Wissens vom Unterschied von Prakrti und Purusha, und dadurch vairagya, die Lösung vom Anhaften an die Materie, zu erreichen.

Wer dieses Wissen sich angeeignet hat, wird verkündet, der wird in der neuen Welt wiedererstehen als „sarva-vit, sarvakartr und âdipurushah", allwissend, allvermögend und als âdipurusha.

„sa hi pûrvasarge kâranalínah sargântare sarvavit sarvakarteçvara âdipurusho bhavati." [1]

Denn der in der früheren Welt geklammert war an an [karmaverursachende] Taten ist in der anderen Welt allwissend, allvermögender Içvara, erster Purusha. (Vorfahr der Menschen ?)-

Solches löste den Disput aus, ob der Içvara ewig sei oder nicht. Wer durch Askese und Anbetung eins ist mit der Prakrti (Natur), der wird in der ‚sarga-antara', der Neuerstehung, der Içvara sein. Jacobsen sagt: „The status of *aiçvarya* at the beginning of a world cycle is a result of *vairâgya* minus *viveka-jñâna* in the earlier circle, followd by ‚merging with the material principle' (*prakrtilaya*)." (Jacobsen, 298)

[Der Aiçvara-Zustand zu Beginn eines neuen Weltzeitalters, ist das Ergebnis von Nichtanhaften minus Unterscheidungserkenntnis in der früheren Welt, gefolgt von der Verschmelzung mit dem Naturprinzip.]

Aiçvara ist eine Seele, die sich zwar von karman und mâyâ befreit hat, aber noch nicht genügend Reife erlangt hat, sich vor moralischem Unreinen zu schützen (pâ-schützen, Macdonell S.158) und so die göttliche Gnade herabzuleiten, um Içvara im folgenden Weltzirkel zu sein.

Für das Sâmkhya kann solch ein Gott nicht ewig sein, weil er vorher zwar ein „Nichtanhaftender" und von der Transmigration ausgenommen war, aber nicht von der Bindung an Materie. Somit sind die Fragen nach der ewigen Göttlichkeit eng verbunden mit dem Verständnis von Prakrtilaya. Dieses bedeutet einmal Weltauflösung nach dem Gesetz der Weltzyklen, aber auch Verschmelzung der Elemente, den Tattvâni, mit Prakrti oder einfach Materie, nach der Lehre des späten Sâmkhya. Diese Aiçvara-Gottheiten werden auch prakrtilayâh, genannt, solche, die aus dem Vergehen der Natur mit besonderen Vorzügen hervorgehen.

Dazu Vijñânabhiksu: Those who-adoring (or contemplating) (upâsanâ) the material principle (prakti), or the divinity interblended with it, pierce through the universal egg (or shell) and pass over the (seven) coverings (âvarana) to passage up the great principle (mahat-tattva) and hence arrive at the covering of the material principle prakrti and attain to the position of the içvara – are said to be dissolved into the material principle (prakrtilaya). [2]

Das Schicksal des Weltuntergangs oder Eingehens in Mûla-Prakrti, zum transzendenten Ort von allem, erfüllt sich, um aufs neue Welt erstehen zu lassen mit dem Beistand des Purusha.

Die Hinwendung zur kontemplativen Haltung förderte auch die phantastischen Gedankengänge von göttlichen Instanzen, was mit dem klassischen Sâmkhya schon nichts mehr gemein hat.

Das Einkalkulieren des Weltuntergangs ist nicht allein das Sujet von Sâmkhya. Auch in anderen Systemen, so im Buddhismus, besteht diese Vorstellung von den Weltzeitaltern. Heute ist man im Abendland mit Hilfe der Astro-Physik zu der Überzeugung gelangt, der Urknall wird sich wiederholen, nachdem die augenblickliche Ausdehnung des Weltalls in einem ‚Input' enden wird, um vom neuem zu beginnen. Dies ist nichts anderes als die moderne Version von den antiken indischen Weltzeitaltern.

Prakrtilaya kann aber auch aufgefaßt werden als von Menschen gewollte Aktion, als Befreiungswunsch von der Leidenslast des Daseins. Für die Weltaufhebung ist nach Ansicht von deren Befürwortern die Virginität unerläßlich. Der Zustand der Keuschheit, der Reinheit des Menschen, der mit Sexuellem nichts mehr zu tun hat, ist die Voraussetzung zur Auflösung der Welt. Die Keuschheit bedeutet grundsätzliche Enthaltung von Zeugung und Töten von Tieren. Der Selbstmord (aller) weist den Weg zum schnellen Ende des Weltenleides.

Schopenhauer erklärt dagegen den Selbstmord für ein zweckloses Unterfangen, die Welt zu erlösen, solange nicht der der Wille zum Leben de facto zum Erliegen gebracht worden ist. Weltverdruß und persönliche Depression als Anlaß für Selbstmord zählen nicht.

Es muß erkannt werden, daß „der ganze Wille zum Leben selbst ein verwerflicher ist. Ist ja doch aller Gräuel und Jammer, davon die Welt voll ist, bloß das nothwendige Resultat der gesammten Charaktere, in welchen der Wille zum Leben sich objektivirt, unter den an der ununterbrochenen Kette der Nothwendigkeit eintretenden Umständen, welche ihnen die Motive liefern; also der bloße Kommentar zur Bejahung des Willens zum Leben". [3] Der Wille selbst wird zum Todestrieb.

In wieweit die ethische Forderung nach Virginität eine logische Verbindung zu Prakrtilaya darstellen soll, ist aufs erste nicht gleich feststellbar. Durch Entsagung wird die Welt zwar alleingelassen, aber das Individuum lebt noch.

Die Praktik der Entsagung der indischen Systeme hat ihre Parallele zum Christentum. Durch Enthaltsamkeit und Beachtung der Gebote wird dem Menschen nach seinem Tod das Himmelreich, eine Wonnesphäre, in Aussicht gestellt. Dabei ist aber bemerkenswert, daß Gott die Gebote erlassen hat und ihre Einhaltung überwacht. Insofern ist ein Vergleich mit atheistischen Systemen nicht möglich.

Anders verhält es sich, wenn Buddhismus und Sâmkhya von tapas oder Askese sprechen. Diese hat zwar an sich denselben Zweck wie im Christentum, profan gesagt, das Abgewöhnen der weltlichen Genüsse, um für den Nachtod gerüstet zu sein, aber der Mensch ist in dieser Hinsicht schwach und die Gebundenheit an die Materie begleitet ihn. Seine (feinstoffliche) Wesenssubstanz [lingaçarira] ‚wandert' unwiderruflich in die nächste Wiedergeburt, und er kommt solange nicht los von der Lebensgier und damit vom Leiden am Leben, bis er geläutert nicht wiederzukehren braucht.

Prakrtilaya bedeutet Auflösung der Weltaggregation, Verschmelzung der Tattvâni mit Prakrti, Zurückziehen der Energien in einen Zustand, der dem Nichts gleicht, aber in Wirlichkeit absolutes ruhendes Sein bedeutet; denn dem Sein gegenüber läßt sich das Nichts nur denken, aber nicht vorstellen.

Somit ist Dasein ein unbewußtes, kosmisch begründetes Streben nach Auflösung. Die Bejahung des Willens zum Leben kann die Fahrt ins Negative nicht aufhalten, denn das Welt-Gesetz bestimmt, alles Entstandene (vyakta) zum avyakta zurückzukehren, zur Einheit. ‚Sarvam utpadi bhanguram' – alles, was entsteht, vergeht !

Die pessimistische Haltung dem Leben gegenüber wurde schon im alten Griechenland geäußert, wenn gesagt wurde: „tou on bio onoma men bios ergon de thanatos !" Das Sein hat zwar den Namen Leben, aber sein Werk ist der Tod. [Schopenhauer zitiert hier Heraklit, W II/2, S.687]

Desgleichen in Sophokles Oedipus zu Kolona (1225) :
Me phynai ton hapanta nika logon to d'epei phane,
benai keithen, hothen per hekei,
poly deuteron, hos tachista.
[Nie geboren zu sein, das ist weit das Beste; doch wenn man lebt, ist das Zweite, woher man kam, dorthin zu kehren, so schnell wie möglich.]

Wenn die Erlösung der Seele (purushasya vimoksha) der Grund ist für die Entstehung der Welt (Kâr.59), dann ist prakrtilaya die Folge des Pulsationsgesetzes, das ewig wiederholend Entstehung und Untergang in Gang setzt.

Im Abendland sind es die Philosophen des Pessimismus, die erkannt haben wollen, daß nicht die Existenz gewollt wird, sondern die Vernichtung. Danach gibt es überhaupt einen Willen, „weil etwas erlangt werden soll, was noch nicht ist, weil ein retardierendes Moment vorhanden ist, das die sofortige Erreichung unmöglich macht" sagt Philipp Mainländer. [4] Er ist sich sicher, „daß sich das Weltall tatsächlich aus dem Sein in das Nichtsein bewegt" (Mainländer I, 325).

Das Leben wäre demnach die Erscheinung des Willens zum Tode, es ist das Mittel zum absoluten Tod. Die instinktive Todesfurcht hat keinen anderen Zweck, als „eine wirksamere Abtötung der Kraft, welche nur durch Todesfurcht (intensiveren Willen zum Leben) zu erlangen ist, und welche ihrerseits Mittel für den Zweck des Ganzen, den absoluten Tod, ist." (Ebd. I,333)

Das Leben als Instinkt ist das Mittel zur Selbstzerstörung, weil nur durch das Leben der Zweck des Ganzen, der Untergang erreicht wird. Daher ist der Wille zum Leben die unbewußte Verkehrung des Willens zum Tode, weil nur über das Leben die Schwächung der Kraftsumme des Weltalls mit seiner Vielheit erreicht werden kann. Der Zerfall der vorweltlichen Einheit (vergleichbar mit mûlaprakrti) in die Vielheit der realen Welt ist die Einleitung und Ausführung des Willens zum Nichtsein.

„Die Welt ist das Mittel zum Zwecke des Nichtseins, und zwar ist die Welt das einzig mögliche Mittel zum Zwecke." (I, 325)

„Die vorweltliche Einheit erkannte – so M(ainländer) – daß sie nur über den Zerfall in eine reale Welt der Vielheit, also das immanente Gebiet, 'aus dem Übersein in das Nichtsein treten könne'. Demzufolge realisieren alle Einzelwesen in der realen Welt auch das Streben nach dem Nichtsein. Sie kämpfen miteinander, hindern sich gegenseitig und schwächen so ihre Kraft. Da die vorweltliche Einheit in die reale Welt als eine bestimmte Kraftsumme überging, erreicht sie ihr Ziel, das Nichtsein, eben nur durch kontinuierliche Schwächung derselben. Aus diesem Grund wird bei jeder Individualität der Punkt erreicht, wo durch Schwächung der Kraft das Streben nach Vernichtung erfüllt wird." [5]

Wenn Prakrtilaya einen Zyklus einleitet von ungeheuren Zeitabständen, ist dies eine Wiederkehr des ewig Gleichen, in deren realen Abschnitten der wiederkehrende Mensch die Gelegenheit zur sittlichen Reinigung hat. Solches erinnert an unseren Nietzsche, dessen Gedanken vom zyklischen System des Weltenlaufes nicht den Begriff der Buße und Reinigung, dafür aber die Idee der elitären Höherentwicklung des Menschen haben.

Wenn dem Antrieb zur Weltentstehung, nach Nietzsche, den Willen zur Macht inhäriert, so ist dies im Sâmkhya der natürliche Impuls der Urmaterie zur Bewegung aufgrund des Drängens der noch unerlösten Seelen.

Mûla-Prakrti konkurriert mit dem Gegenpol der absoluten Ruhe des Purusha. Die Verbindung beider, nach welcher Zeit der Ruhe wird nicht angegeben, läßt das erste Evolutionsprodukt, Buddhi, den Intellekt entstehen.

Den Anlaß zur wiederholten Weltentwicklung geben die unerlösten Seelen, welche eine reale Stätte zur Reinkarnation benötigen, um durch sittliche Reinigung zur endgültigen Erlösung zu kommen. Wäre für alle Menschen das Ziel der endgültigen Erlösung, das Nichtanhaften an Materie, erreicht, bestände kein Grund eine neue Welt, besser gesagt eine neue Erde, entstehen zu lassen. Es herrschte die absolute Ruhe des buddhistischen Nirvâna. Gegen diese Annahme steht aber die Konstellation der Gunas, die dann unnötig wären, denn in der Mûlaprakrti haben sie keine Funktion. Danach erhebt sich die Frage, wozu überhaupt eine Materie, wenn keine fordernden Seelen sie wollen. Darüber hinaus wäre zu fragen, was geschieht mit den Erlösten nach dem letzten Prakrtilaya?

Im Sinne des Sâmkhya wären sie zu dem einen Purusha zurückgekehrt, dem rein geistigen Seinsmodul, das dann in seiner Ruhefunktion und Inaktivität die Prakrti in Schach hält, zumal es für diese keinen Grund gibt, Evolution anzustreben.
Da Sâmkhya atheistisch und mehr oder weniger materialistisch ist, fehlen die Ausschmückungen religiöser Systeme zur absoluten Tranquilität. Wenn Purusha neben dem geistigen Aspekt auch Seelisches bedeutet, das frei von Karman, ist vorstellbar, daß ânanda, Seligkeit und Wonne, die Seelen im Purusha umgeben, weil Unschuld und Wunschlosigkeit, wie Chândogya Upanishad 8.1.5 berichtet, allenthalben vorhanden sind.

4. Parallelen

Das klassische Sâmkhya als atheistisches System hat in Indien Parallelen gefunden. Allen voran wäre der Buddhismus zu nennen, dessen Entstehung zeitlich vom Sâmkhya nicht zu sehr entfernt ist.
Er erkennt aus seiner Natur heraus nicht das Dasein eines ewigen persönlichen Gottes an, denn er folgt dem Prinzip des Werdens. Sein logischer Schluß zeigt, wenn es keine beharrenden solitären Substanzen gibt, weil ein ständig fließender energetischer Strom von Werden und Vergehen das All gesetzmäßig durchzieht, dann kann sich dem Geschehen auch kein Içvara oder Brahma entziehen.
So sagt Buddha : "Soweit nun, ihr Mönche, ein tausendfaches Weltsystem reicht, da gilt der Große Brahma als der höchste. Aber auch beim Großen Brahma, ihr Mönche, da zeigt sich Veränderung und Wechsel."[1] Den Glauben an einen Weltenschöpfer und an ein ewiges Selbst begegnet Buddha mit den Worten: "Die Annahme, daß ein Içvara die Ursache sei, beruht auf dem falschen Glauben an ein ewiges Selbst, dieser Glaube aber ist aufzugeben, wenn man sich darüber klar geworden ist, daß alles (vergänglich) dem Leid unterworfen ist."
Der Buddhismus hält die Annahme eines obersten Gottes für Spekulation. Vor allem ist diesem, dem Allwissenden, die Zubilligung menschlicher negativer Eigenschaften eine Absurdität.
Schwierigkeiten bereitet den Theisten die Diskrepanz von Gott als Urheber von allem und der Lehre vom Karma. Denn dieses ist ein Folgegeschehen aus früheren Daseinserscheinungen, wonach das Eingreifen Gottes sich als unlogisch darstellt.
Das Prinzip des Karma als ehernes Naturgesetz hat sich in allen indischen Religionssystemen ergeben, ungeachtet der genannten Inkonsequenz des Theismus.

Die Unzulänglichkeit der theistischen Position," sagt Glasenapp, "tritt besonders beim Nyâya-Vaiçeshika-System hervor, dessen Anhänger ja als Vorkämpfer des Theismus bekannt sind. Denn wenn dort angenommen wird, daß die fünf Elemente, der Raum, die Seele usw. ewig sind und das Erkennen, Schmerz und Lust nicht auf Gott zurückgeführt werden, und wenn weiterhin die Vergeltungskausalität des Karma anerkannt wird, dann hat Gott eigentlich keine Funktionen in der natürlichen sittlichen Welt wahrzunehmen."[2] Sâmkhya und Buddhismus werfen den Theisten den Erklärungsnotstand vor, daß Gott die Welt zu seinem Ergötzen erschaffen habe, aber die von ihm geschaffenen Wesen dem Leiden unterworfen sind. Das ergibt die bekannte Frage, warum Gott die Welt nicht besser gemacht hat. Bekanntlich taucht diese Frage auch in der Philosophie des Abendlandes auf, worauf das Christentum eine Antwort bereit hat. Ferner findet sich das Problem der Eigeninitiative des Menschen, wenn Gott die Ursache von allem ist. "Was hat dann das Bemühen des Menschen überhaupt für einen Zweck ?" wird in der Buddhacarita 9/53 gefragt.

Die Lehre des Sâmkhya unwissentlich unterstützend hat der Ausspruch Buddhas im Anguttara-Nikâya III/61 beigetragen, wenn er der Behauptung widerspricht, Glück und Leid hätten ihren Ursprung im Schöpferwillen Içvaras (Issara). "Demnach also, Verehrte, würden Menschen infolge des Herrn der Schöpfung zu Mördern, Dieben, geschlechtlichen Verbrechern, Lügnern, Zuträgern, Schimpfern, unsinnigen Schwätzern, Habgierigen, gehässig Gesinnten und Glaubensverirrten ! - Denen nun aber, ihr Mönche, die sich auf des Herrn Schöpfung in Wahrheit berufen, fehlt es an Willenstrieb und Tatkraft hinsichtlich dessen, was zu tun und was zu lassen ist." (Übers. Nyânatiloka)

Sâmkhya und Buddhismus als atheistische Systeme stehen in Indien nicht alleine; sie haben ein Pendant im Jainismus, dessen Begründer, Vardhamâna, fast zur gleichen Zeit wie Buddha geboren wurde. Beide, Sâmkhya und Jainismus lehrten die Unvergänglichkeit der Materie, die Dauer der Welt und den Dualismus von Materie und Geist. Die Entfaltung der materiellen Welt und des Lebendigen geschieht im Sâmkhya aufgrund der Konstellation von Prakrti und Purusha, wogegen die Jaina alles auf die uranfängliche Natur zurückführen. Der Glaube an die Beseeltheit von Pflanzen und Tieren sowie an die Wiedergeburt führte zur vollständigen Enthaltsamkeit von Ahimsâ, zur Schonung von Lebewesen. Tieropfer waren deshalb verpönt, und ein Gott, der solches forderte, konnte nicht bestehen.

Die Argumente gegen das Dasein eines Içvara sind teilweise dieselben wie die des Sâmkhya: Die Unvereinbarkeit einer Schöpfung mit den Übeln der Welt, der Anthropomorphismus, Gottes Regentschaft in Widerspruch gegen das Gesetz des Karma.

Gott als reiner Geist wäre nach der Lehre der Jaina nicht imstande materielle Dinge zu schaffen, sondern nur als Erlöser zu denken, der sich nicht der Welt zuwendet.

Die Lehre der Mîmâmsâkas, die Heinrich Jacobi in die Zeit zwischen 300 und 200 v. Chr. ansetzt, gehört in die Reihe der atheistischen Systeme. Der Veda ist für die Mîmâmsâkas in Worte gefaßte ewige Wahrheit der Weltordnung. Auch hier das Argument gegen einen liebenden Weltschöpfer, der Übel und Leid zuläßt. Die All-Welt ist ewig und ein Içvara entbehrlich, weil die Karmagesetze, die neue Welten bedingen, Gottes Allmacht einschränken.

Ein Kuriosum mancher indischer Lehren, außer dem anfänglichen Buddhismus, besteht darin, daß verschiedene vergängliche Götter Anbetung genießen, aber ein Theismus unter logischen Argumenten abgelehnt wird.

"Der religiöse Atheismus", sagt Glasenapp, ist "nie ganz aus der philosophischen Spekulation verschwunden." [3]

Die Lehre der Jaina hielt an der altertümlichen Vorstellung fest, daß die Seele die Größe des jeweiligen Körpers hat, wie es das Sâmkhya anfänglich annahm.

Demgegenüber behauptet das Vaiçeshika, die Seele habe eine unendliche Ausdehnung. Vindhyavâsî, einer der letzten Sâmkhya-Lehrer, vertrat nun die Ansicht, die psychischen Organe seien nicht an die Körpergröße gebunden, sondern unendlich groß. Dadurch sind sie fähig, Entferntes wahrzunehmen und dies den Innenorganen zu übermitteln. Durch die unendliche Größe der psychischen Organe und ihre Fernerfahrung, so schloß Vindhyavâsî, bedarf es keines Feinleibes mehr, der durch die Geburten wandert. Die Wiederverkörperung geschieht unter Mitwirkung der psychischen Organe am anderen Ort.

Eine Änderung erfuhr das Sâmkhya mit der Übernahme der Atomlehre des Vaiçeshika. Die Atome sind aus der Dreiheit der Eigenschaften der Urmaterie gebildet, die im ursprünglichen Sâmkhya als Einheit betrachtet wurde und nicht aus Gunas zusammengesetzt war. Diese guna-abhängige Urmaterie ist eine Konzession an das sich verbreitende Vaiçeshika.

Mâdhava, ebenfalls einer der Letzten, leugnete die Lehre von den Weltperioden und war der Ansicht, die Eigenschaften der Dinge wären nicht mit ihnen identisch.

Allerdings sind solche Änderungen nicht mehr mit dem eigentlichen Sâmkhya vereinbar, und nicht ohne Grund wurde Mâdhava der "nâçakah" der Zerstörer des Sâmkhya genannt. Trotzdem hatte es sich überlebt und alle Versuche der Anpassung an neue Erkenntnisse hatten nichts genützt. "Und so", sagt Erich Frauwallner, "ist die Niederlage, die Mâdhava um 500 n.Chr. im Redekampf durch den buddhistischen Kirchenlehrer Gunamati erlitt, gleichsam ein Symbol für den Untergang des alten Sâmkhya-Systems, das mit ihm sein Ende fand."
(Frauwallner, S. 408)

Anmerkungen

I/1 Upanischaden und das Sâmkhya
1. Glasenapp, Hellmuth von, Die Literaturen Indiens, Stuttgart 1961, S. 80.
2. Vgl. Jacobi, Der Ursprung des Buddhismus aus dem Sâmkhya-Yoga; in: Nachrichten der Göttinger Gesellschaft des Wissens, 1896, S.43.
3. Garbe, Richard, Sâmkhya und Yoga; in : Grundriß der Indo- Arischen Philologie und Altertumskunde, hg. v. Georg Bühler, Straßburg 1896, S.1.
4. Selle, Friedrich, Pflanze und Weltanschauung, Graz/ Wien 1927, S. 29.
5. The Sanskrit Epics, Leiden 1998, S.307.
6. Siehe Jacobi, Göttinger gelehrter Anzeiger 1895, S. 205.
7. Garbe, Sâmkhya und Yoga, S. 2.
8. Chândogya Upanishad 3,14, Paul Deussen, Sechzig Upanishad's des Veda, Darmstadt 1963.
9. Frauwallner, Erich, Die Geschichte der indischen Philosophie, Salzburg 1953, I, S.90.
10. Radhakrishnan, Sarvapalli: Indische Philosophie, Darmastadt 1956, I, S.138.

I/ 2 Brahma und Âtma
1. Deussen, Paul, Philosophy of the Upanisads, 39-40.
2. Swami Vidyaranya, Panchadashi: A Treatise on Advaita Metaphy sics, London 1965, p.XVI.
3. Vgl. Herrigel, Eugen, Zen in der Kunst des Bogenschießens, Bern 2000.
4. Radhakrishnan, a.a.O., I,145.
5. Ebd.
6. A Practical Sanskrit Dictionary, Oxford 1954-58.
7. Deussen, Paul, Sechzig Upanishad's des Veda, Darmstadt 1963, S. 455.
8. Vgl. u.a. Aitareya Up. III,3.
9. Taittiríya Upanishad I,3.
10. Frauwallner, Geschichte der indischen Philosophie, Salzburg 1953, S. 95 f.
11. Oldenberg, Hermann, Die Lehre der Upanishaden und Anfänge des Buddhismus, Göttingen 1915.
12. Macdonell 210.
13. Renou, Louis, Çvetâçvatara Upanishad., Paris 1948, p.11.
14. Frauwallner, Indische Philosophie, I, 145.
15. Renou, Les Upanishad, Mândûkya Upanishad et Kârikâ de Gaudapâda, Paris 1944, p.35.

I/ 3 Çvetâçvatara
1. in: Louis Renou, Les Upanishad Paris 1943, Vol VIII, p.69.
2. Louis Renou, Les Upanishad, Paris 1943, Vol VII, p. 48.

II/1 Geheimnis der Welt
1. Richard Garbe, Grundriss der indo-arischen Philologie und Altertumskunde, hg.v.G. Bühler, Bd. III., 4. H., S.2.
2. Hellmuth von Glasenapp, Die Philosophie der Inder, Stuttgart 1949, S. 200.
3. Richard Garbe, Philosophy of Ancient India, p. 30.
4. „Encyclopedia of Indian Philosophies", Richard Garbe, Grundriss... by Gerald James Larson and Ram Shankar Bhattacharya, Princeton N.J. 1987, S. 111.
5. Erich Frauwallner, Geschichte der indischen Philosophie, Salzburg 1953, Bd. I, S.298 f.

6 Encyclopedia, 19.
7 Brihadâranyaka-Upanishad, 1,4,7.
8 Paul Deussen, Sechzig Upanishad's des Veda, Darmstadt 1963, S.391.

II/2 Weltevolution
1 Helmuth von Glasenapp, Die Philosophie der Inder, Stuttgart 1949, S. 206.
2 Aristoteles, Metaphysik, II, 994 a.
3 ebd.
4 Vgl. Walter Ruben, Beginn der Philosophie in Indien, Berlin 1956, S. 57.
5 S. Radhakrishnan, Indische Philosophie, Darmstadt u.a. 1953, I, S. 202.
6 Vgl. Yoga Bhâshya III, 13 u.14.
7 Zürcher Ausg., W II,2, S. 619.

II/3 Urmaterie
1 Vgl. O. Strauss, Eine alte Formel der Sâmkhya-Yoga-Philosophie bei Vâtsyâyana, Festgabe Jacobi, Bonn 1926, 358-368.

2 [(ashtakaih shadbhirviçva-rûpaikapâçam [rûpa eka pâçam]) [eigentlich eine Schlinge mit sechs mal acht mit acht verschiedenen Form-Möglichkeiten] die Rede ist von einem Rad, dem Symbol des Kreislaufes der Wiedergeburten, mit einer Nabe und verschiednen untergeteilten Speichen, deren Einteilung zu sechs mal acht erfolgt und deren einzige Verbindung sich allerdings vielfältig gibt]
Es gibt 8 psychische Zustände, 8 siddhis (Vollkommenheiten) 8 Tugenden etc., Nach Çankaras Kommentar sind es, wie oben, acht Prakrti als „Material-Erzeuger", acht Konstituenten des Körpers, acht aiçvaryas – überirdische Kräfte, acht bhâvas- fundamentalen Bestrebungen, die achtfache göttliche Welt und die acht edlen Tugenden (âtmagunâh). Von diesen acht edlen Tugenden findet sich eine Aufzählung in dem Gautamaçrautasûtra (VIII).

II/4 Purusha
1 Brihadâranyaka-Upanishad, 1,4,1; übs. Deussen.
2 Radhakrishna, a.a O., I, S.97.
3 R. Garbe, Sâmkhya und Yoga; in: Grundriß der indo-arischen Philologie, hg.von Georg Bühler, Straßburg 1896, S.30.
4 Vgl. Vijñânabhikshu zu Sûtra III, 57, V. 9.
5 Vgl. Sûtra I,66, 99, 141, 143.
6 John Brockington, The Sanskrit Epics, Leiden 1998, S.302.
7 Knut A. Jacobsen, Prakrti in Sâmkhya – Yoga, New York etc. 1999, p.72.
8 Arthur Macdonell, A Vedic Reader , Oxford 1917, p.195.
9 Arthur Schopenhauer, Die Welt als Wille und Vorstellung.
10 Roy W. Pevvet; in: Asian Philosophy, vol.,1, p.10, 2001.
   Sâmkhyakârikâ XX,; in: Asian Philosophy 11/1, 2000.

II/5 Die Gunas
1 Gerald James Larson and Ram Shankar Bhattacharya, Encyclopedia of Indian Philosophies, Princeton N.J. 1987, S. 23.
2 Vgl. Rig-Veda I, 92, 4.
3 Vgl. Chând. Up. I, 3.
4 Prakâçakriyâsthitiçílam, Yoga Sûtra II,18.

II/6 Feinstofflichkeit
1 Jacobsen, p.346.
2 Jacobsen, p.348.
3 Viktor Stracke, Das Geistgebäude der Rosenkreuzer, Zürich 1993, S. 92.

III/1 Die Lehren - Wiedergeburt
1 H.v. Glasenapp, Brahma und Buddha, Berlin 1926, S.96.
2 Frauwallner, I, 407.
3 Ebd., I, 408.

III/2 Erlösung
1 Mainländer, Die Phjilosophie der Erlösung, S. 335.
2 Arthur Schopenhauer, Parerga et Paralipomena II/1, Ausg. Hübscher § 172.
3 Vgl. annemarie Pieper, Pragmatische und ethische Normenbegründung. Zum Defizit an ethischer Letztbegründung, München 1979.
4 Finsternis als Gleichnis für Unwissenheit und Irrtum.
5 Sâmkhyatattvakaumudí 17.

III/3 Weltuntergang
1 Sâmkhya-Pravacana.
2 Vijñânabhikshu.
3 Parerga und Paralipomena, II/1, § 164.
4 Die Philosophie der Erlösung, 3. Aufl. 1894, Bd.I, 330.
5 Die modernen Pessimisten als décadents, Texte zur Rezeptionsgeschichte von Philipp Mainländers Philosophie der Erlösung, Hg. W. Müller- Seyfarth,Würzburg 1993, S.11.

III/4 Parallelen
1 Nyânatiloka, Anguttara-Nikâya , X/29, München 1922.
2 Hellmut von Glasenapp, Der Buddhismus, München 1966, S. 48.
3 Glasenapp, S. 59.
4 Die Philosophie der Erlösung, 3. Aufl. 1894, Bd.I, 330.
5 Die modernen Pessimisten als décadents,   Texte zur Rezeptionsgeschichte von Philipp Mainländers Philosophie der Erlösung, Hg. W. Müller- Seyfarth,Würzburg 1993, S.11.

Literaturverzeichnis

Brihadâranyaka-Upanishad
Brockington, John: The Sanskrit Epics, Leiden 1998.
Chândogya Upanischad 3,14; in: Paul Deussen, Sechzig Upanishad's des Veda, Leipzig 1921.
Deussen, Paul: Sechzig Upanishad's des Veda, Darmstadt 1963.
Frauwallner, Erich: Die Geschichte der indischen Philosophie, Salzburg 1953.
Garbe, Richard: Sâmkhya und Yoga; in: Grundriß der Indo - Arischen Philologie und Altertumskunde, hg. v. Georg Bühler, Straßburg 1896 -. by Gerald James Larson and Ram Shankar Bhattacharya, Princeton N.J.1987.
– „Encyclopedia of Indian Philosophies",
Glasenapp, Hellmuth von: Brahma und Buddha, Berlin 1926.
– Die Philosophie der Inder, Stuttgart 1949.
– Die Literaturen Indiens, Stuttgart 1961.
Gaudapâda : Les Upanishad, Mândûkya Upanishad et Kârikâ de Gaudapâda, Paris 1944.
Jacobi, Heinrich: Ursprung des Buddhismus aus dem Sâmkhya-Yoga; in: Nachrichten der Göttinger Gesellschaft des Wissens, 1896.
Jacobsen, Knut A.: Prakrti in Sâmkhya – Yoga, New York etc. 1999 .
Larson, Gerald James
and Ram Shankar Bhattacharya, Encyclopedia of Indian Philosophies, Princeton N.J. 1987.
Macdonell, Arthur: A Vedic Reader , Oxford 1917.
Oldenberg, Hermann: Die Lehre der Upanishaden und Anfänge des Buddhismus, Göttingen 1915.
Pevvett, Roy W. : Asian Philosophy, vol.11,1.
Radhakrishnan, Sarvapalli: Indische Philosophie, Darmstadt 1956, I u.II.
Renou, Louis: Çvetâçvatara Upanishad., Paris 1948.
– Les Strophes de Sâmkhya, Paris 1964.
Sâmkhya Kârikâ XX; in: Asian Philosophy 11/1; 2000.
Schopenhauer, Arthur: Die Welt als Wille und Vorstellung, II/2, Zürcher Ausg. 1972.
Selle, Friedrich: Pflanze und Weltanschauung, Graz/ Wien 1927.
Strauss, Otto: Eine alte Formel der Sâmkhya-Yoga-Philosophie bei Vâtsyâyana, Festgabe Jacobi, Bonn 1926, 358-368.
The Sanskrit Epics, Leiden 1998.
Vijñânabhikshu: zu Sûtra III, 57, V. 9.